ウイルスに強くなる「粘膜免疫力」

栄養医学界からの最新報告

溝口 徹

JN110404

青春新書
INTELLIGENCE

はじめに　感染防止のカギは「粘膜免疫力」にある！

私が「オーソモレキュラー栄養療法（分子整合栄養療法）」という、最新栄養医学をもとにした治療法に出会って約20年が経ちました。その間この治療法を用いて、内科系疾患からうつなどの精神疾患、発達障害、不妊といったさまざまな病気や不調の改善に取り組んできました。

そうしてわかったのは、オーソモレキュラー栄養療法は体のなかで起きている不調に対してだけでなく、外からやってくる〝外敵〟に対しても強くなるということです。なぜなら、風邪をひいたりインフルエンザになる患者さんがほとんどいないからです。

風邪やインフルエンザは、ウイルスが体のなかに入ることによって感染します。また、さまざまな細菌も感染症の原因となります。

こうした〝外敵〟から体を守るしくみが「免疫」です。２０２０年現在、世界中の人々を不安にさせている「新型コロナウイルス」を防ぐヒントにも、免疫が深くかかわっています。

なかでも、私は単なる「免疫力」ではなく、粘膜における免疫、「粘膜免疫力」を重視しています。

実は免疫は「防御」と「攻撃」という2段階から成り立っています。

まずはウイルスや細菌といった外敵を侵入させないように「防御」し、万一それらが侵入した際には「攻撃」して排除しようとするのです。この「防御」に当たるのが「粘膜免疫力」です。

「粘膜免疫」は、口や鼻、目、腸粘膜などで働いています。これらの場所は常にウイルスや細菌といった外敵が侵入してくる危険にさらされているからです。

新型コロナウイルスを完全に封じ込めるには、まだまだ時間がかかるでしょう。そのような「ウィズコロナ時代」には、侵入してきたウイルスや細菌に負けないようにすることももちろん大切ですが、それ以前に侵入させない、つまりは感染を防ぐことがもっとも重要になってきます。今「粘膜免疫力」に注目していただきたい理由は、そこにあります。

そして、免疫の「防御」も「攻撃」も、栄養が大きなカギを握っています。

「免疫力を高めるには、バランスのいい食事が大切」といったことはよくいわれています。しかし、何がどう免疫に影響を与えているのかは、あまり理解されていないのではないでしょうか。

そこでこの本では、最新栄養医学でわかった免疫に関する新情報をはじめ、私が長年オーソモレキュラー栄養療法をおこなってきてわかった免疫力をアップさせるヒントなどについて紹介していきます。

「粘膜免疫力」を高めることは、花粉症の改善やアレルギーの予防にも役立ちます。

「新しい行動様式」とともに、ウイルスに強くなる栄養の知識や食べ方を取り入れて、「粘膜免疫力」を高めていきましょう。

『ウイルスに強くなる「粘膜免疫力」』 目次

序章

免疫は「栄養」で差がつく！

――ウイルスと免疫の関係

1章

ウイルスを入れない

――予防の決め手は「粘膜免疫力」

2章

ウイルスに負けない
――この栄養が免疫に効く！

3章

感染症を長引かせない

――重症化、慢性化を防ぐヒント

4章 こんな習慣が免疫力を高める
――ウイルスに強くなる新常識

本文イラスト…上田惣子　／　本文デザイン…青木佐和子　／　編集協力…樋口由夏

序章

免疫は「栄養」で差がつく！

――ウイルスと免疫の関係

最新栄養医学でわかった、ウイルスから体を守る方法

2020年、新型コロナウイルスが世界中で猛威をふるい、私たちは不安のなかで今まで経験したことのない自粛生活を送りました。

日本中、いや世界中が改めて感染症の怖さ、そして健康の大切さを痛感したのではないでしょうか。

私は「オーソモレキュラー栄養療法」と呼ばれる方法で、20年以上にわたり、さまざまな病気の治療をおこなってきました。一般的にはあまり聞きなれない治療法かもしれませんが、文字通り「栄養」がカギとなる治療法です。

健康のためには栄養、つまりは食事が大切だということは、皆さんなんとなく理解していると思います。

新型コロナウイルス対策でも、私たち1人ひとりの体に備わっている「免疫力」を高めることが重要だといわれており、そのポイントとして、よく食事、睡眠、運動が挙げられ

ます。

では、具体的に何を食べればいいのか？　さまざまな情報が飛び交っており、よくわからない人も多いと思います。そこで本書では、栄養医学の最新研究をもとに、病気から体を守る免疫力をつける食べ物、食べ方について解説していきます。

適切な栄養状態の人は、感染症にかからない

オーソモレキュラー栄養療法をひとことで説明すると「その人にとって最適な状態を保つために必要な栄養素を補う治療法」です。具体的には食事の改善と、必要に応じて積極的にサプリメントで栄養素の補充をおこないます。

人間の体は、頭の先から足の先まで、食べたものからできています。

そして体の不調を起こしたり、病気になったりするのには、何らかの原因があります。オーソモレキュラー栄養療法では、その原因は理想的な状態から見たときの栄養素の不足にあると考えます。

私たちの体は、37兆個ともいわれる細胞からできています。その細胞の1つひとつに十分な栄養が行き渡ることで、健康な体を維持することができます。つまり、さまざまな不調や病気を改善し、免疫力の高い健康な体を手に入れるためには、必要となる栄養素を意図的に補う必要があるのです。

オーソモレキュラー栄養療法は、うつやパニック障害、発達障害、皮膚トラブル、不妊、糖尿病、がんなど、精神疾患から内科系疾患まで、幅広い不調や病気に治療効果がありま す。私もこれまで多くの治療効果を実感し、さまざまな学会やメディアで発表し、本も出版してきました。

そして、実はオーソモレキュラー栄養療法を実践している人には、「風邪をひかなくなった」「今年はインフルエンザにかからなかった」などの共通点があります。オーソモレキュラー栄養療法は、困っている症状や病気を治療する過程の結果として免疫が向上し、感染症のような外からやってくる〝外敵〟に対しても強くなるのです。

例えば、冬場に学校などでインフルエンザが大流行することがありますね。このとき、小さな教室で毎日一緒に過ごしているのに、インフルエンザを発症する子どもとしない子どもがいるのはなぜでしょうか。

私は、この差は「栄養」にあると考えています。オーソモレキュラー栄養療法を実践しているお子さんは、あらゆる感染症にかかりにくくなるのです。

ちなみに、私の息子にも幼い頃からオーソモレキュラー栄養療法を実践してきましたが、小学校4年生から大学を卒業するまで、1日も学校を休んだことがありません。

息子はもともとひどいアレルギー体質で、毎朝大量のティッシュで鼻をかみ、目をかきむしっていました。風邪をひくことも多く、学校を休むこともたびたびありました。それが、小学校2年生からこの治療法をはじめたところ、すっかり丈夫になり、それ以降は大学卒業まで皆勤賞、というわけです（この間、インフルエンザの予防接種も受けていません）。

私自身も年に数回風邪症状に悩まされていましたが、オーソモレキュラー栄養療法に出会ってからは、インフルエンザにかかったことがなく、いたって健康です。このような家族や私自身の経験からも、栄養が免疫に深くかかわっていることを実感しています。

そもそもオーソモレキュラー栄養療法を実践している人は、精神疾患や内科系疾患などの治療のために栄養をとっているわけですが、この治療法を続けていると、免疫力アップという嬉しい〝おまけ〟がもれなくついてくるのです。

ノーベル賞受賞者の研究から生まれた栄養療法

オーソモレキュラー栄養療法は、1960年代にカナダやアメリカなど北米ではじまり、現在では世界中でおこなわれている治療法です。この治療法は、カナダの精神科医であるエイブラム・ホッファー博士と、アメリカの化学者であるライナス・ポーリング博士が、基礎的な理論を確立しました。

ポーリング博士はノーベル賞を2回受賞され、20世紀最大の化学者として知られています。実はオーソモレキュラー（Orthomolecular）という単語もポーリング博士が彼の論文のなかではじめて使った造語なのです。

ポーリング博士は、物質の化学的な結合論の研究でノーベル化学賞を受賞しますが、とても広い分野に関心と興味を持ち、研究を広げていました。最近話題になっている電気自動車の開発に携わったり、たんぱく質の立体構造の基礎も確立しました。

ビタミンCもポーリング博士の重要な研究テーマの1つでした。今ではビタミンCの風邪に対する効果は知られており、多くの市販の風邪薬にはアスコルビン酸としてビタミンCが含まれています。

ビタミンCは美容にいいというイメージが強いかもしれませんが、実は私たちの免疫とも深くかかわっている栄養素です。どのような働きがあるのか、詳しくは後ほどご説明しましょう（36ページ参照）。

免疫は体の「警備隊」

「病気にならないためには免疫が大切」といわれていますが、そもそも免疫とは何でしょうか。

もともとの語源はラテン語で「感染症（疫病）を免れる」という意味で、「免疫」という言葉が使われるようになりました。

古来、感染症は多くの人の命を奪ってきましたが、ある種類の感染症では、一度感染して生き残った人は同じ感染症には二度とかからないということが経験的にわかってきたのです。これが「免疫ができた」という意味になります。

今では当たり前に「免疫」という言葉を使っていますが、考えてみればこの体を守る素晴らしいしくみがあるからこそ、私たち人間は生き延びてきたといえます。

私たちの体が病原体に侵されないように、常に警備し、必要に応じて戦うこのしくみを、わかりやすくたとえて説明してみましょう。


人間の体をお城、お城に攻めてくる敵がウイルスや細菌などの病原体だとしましょう。

お城のまわりには、敵が容易にお城にたどり着けないようにお堀があります。お堀の幅が広く深ければ深いほど、そしてお堀に満々と水が満たされているほど、敵はお城に攻め入ることができなくなります。私たちの体に備わっている免疫でいうと、お城の周囲を囲み水で満たされているお堀が「粘液」です。

次に敵の侵入を防いでいるのは、高くそびえる急角度の城壁です。免疫では、城壁に当たるものが「粘膜」になります。たとえ敵がお堀から城にたどり着き、城壁を登ろうとしても、丈夫な粘膜があることによって壁を登ることができず、敵を落とそうとします。

それでも、強い敵が城壁を登ってくることもあります。もしも敵が壁を登ってきたら、そのときは場内の警備員や戦闘員が働きます。

場内の警備をしているのが「白血球」です。白血球には好中球《こうちゅうきゅう》やマクロファージなどいろいろな種類があります。これらは免疫担当細胞とも呼ばれます。

まず、見たこともない侵入者を発見すると、とりあえず攻撃するのが、NK（ナチュラルキラー）細胞や好中球、マクロファージなどです。

そして警備員を取りまとめる警備隊長が、樹状《じゅじょう》細胞です。樹状細胞は戦闘員に敵の情報を伝えます。「こういう特徴があるのは××菌」「こういう形をしているのが△△ウイルス」といった情報を提供し、次に同じような敵が来たらやっつけるように戦闘員に伝えるのです。

戦闘員に当たるのが、好中球、ヘルパーT細胞、キラーT細胞などです。戦闘員は、同じ敵が来たとき、その敵の急所を効果的にやっつける武器を準備しておきます。そして敵が攻め入ったときは、容赦《ようしゃ》なく戦います。その武器となるのが「抗体」です。

このように私たちは、普段からお城（人体）を守るためのさまざまな防御機能を備えています。もしウイルスや細菌などの敵が侵入してきたら、攻撃に転じるのです。

このような免疫のしくみについて、詳しくは2章で説明しますが、私はなかでも最初の関門である「粘膜」が大切であると考えています。この段階で〝外敵〟を排除できれば、病気にならないですみます。ただの免疫ではなく「粘膜免疫力」を高めることが重要なのです。

ウイルスは生物ではない!?

感染症を引き起こす恐るべき敵である、ウイルスや細菌。

これらはひとくくりに語られがちですが、実はウイルスと細菌では大きな違いがありま

体＝お城、ウイルスや細菌＝敵にたとえた場合

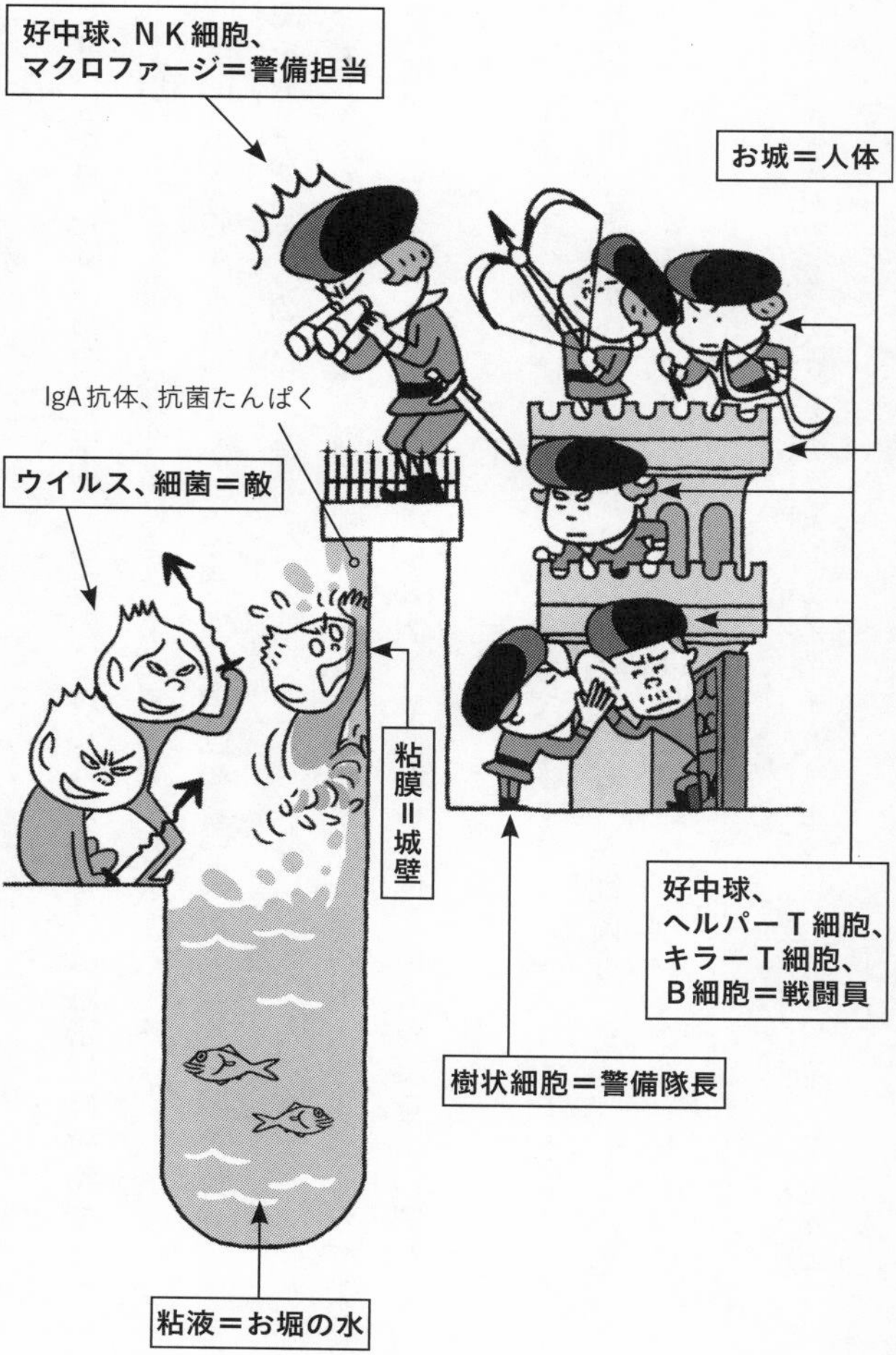
好中球、ＮＫ細胞、
マクロファージ＝警備担当
お城＝人体
IgA抗体、抗菌たんぱく
ウイルス、細菌＝敵
粘膜＝城壁
好中球、
ヘルパーＴ細胞、
キラーＴ細胞、
Ｂ細胞＝戦闘員
樹状細胞＝警備隊長
粘液＝お堀の水

す。

もっとも大きな違いは、細菌が生物であるのに対し、ウイルスは厳密には生物ではないことです（ただし、この部分は研究者によって意見が分かれます）。

一般的には、生物であるかどうかの定義は、「自己複製できるか」「細胞を持っているか」「代謝をおこなうか」の3点です。

この視点で考えると、細菌は1つの細胞しか持っていない単細胞生物です。そして栄養源さえあれば、自分と同じ細菌を1個から2個、2個から4個といったように複製して増えていきます。

ちなみに、細菌がすべて悪者かというと、そうではありません。人の体に侵入して病気を引き起こす有害な細菌がいる一方で、人間にとって有益な細菌もいます。有益な菌の例としては、納豆菌やビフィズス菌、乳酸菌、酵母菌や麹菌《こうじきん》などのいわゆる善玉菌が挙げられます。

そもそも、人の体には多くの種類の細菌が存在しています。皮膚の表面や腸の粘膜などは細菌だらけです。

ただ、なかには病原性を持つ細菌があります。古来、人間の生命を脅かしてきた一番の原因は、細菌感染でした。

例えば喉の溶連菌《ようれんきん》感染では、発熱したり、喉が痛くなったりします。この発熱や喉の痛みのことを、「炎症」といいます。炎症は、細菌感染に対する反応です。つまり体が、病原性の細菌に対して危険なものだと認識し、炎症という形をとって戦っているわけです。

一方、ウイルスは、細菌の50分の1程度の大きさしかなく、普通の光学顕微鏡ではとても見ることができません。ですからニュースで頻繁《ひんぱん》に出てくる新型コロナウイルスの画像は、電子顕微鏡での画像です。

例えばインフルエンザウイルスは、直径が0・1マイクロメートル程度といわれています。1000マイクロメートル＝1ミリですから、ウイルスがどれくらい小さいのか、イメージできるのではないでしょうか。

新型コロナウイルスの流行によって、外に出るとき、人に会うときはマスクをすることが当たり前のようになりましたが、実はウイルス単体はあまりに小さいため、普通のマスクは簡単に通過してしまいます。

だからといってマスクの意味がないというわけではありません。あとで説明しますが、エアロゾル感染といって、ウイルスが空気中で水蒸気などと交じったものを吸入することで感染することが多いからです。ウイルスが水蒸気などにくっついた状態の粒子は、かなり大きなものになるため、マスクをすることで予防につながるのです。

先ほどお話ししたように、ウイルスは細胞を持っていないため、一般的には生物ではないと考えられています。

ウイルスが持っているのは、遺伝情報とたんぱく質のみです。ではどうやって増えていくのかというと、人体に侵入したウイルスは、細胞のなかに入って自分の遺伝情報を組み込ませ、コピーをつくるのです。

つまり、ウイルスはそれ自身では増殖することはできないものの、寄生した細胞のなかでコピーをつくって増殖するのです。細胞内でコピーされたウイルスは、細胞が破裂することで飛び出し、ほかの細胞に入り込みます。

ウイルスによって違いますが、1つのウイルスから1000個のウイルスができ、細胞からほかの細胞に次々と入り込むさまを想像してみると、その増殖スピードの速さがよくわかるでしょう。

風邪に抗菌薬が効かない理由

細菌による感染症に効く薬が、抗菌薬（抗生剤、抗生物質）です。抗菌薬は、細菌を退治するための薬です。細菌の細胞に作用したり、細菌の増殖を抑制したりするのが目的です。

風邪をひいて受診したとき、抗菌薬を処方された人はいませんか。

いわゆる風邪（普通感冒）といわれているものは、RSウイルスやコロナウイルスなどのウイルス感染が原因になります。つまり、細菌による感染ではないのです。

しかもウイルスは、大きさやしくみが細菌とは異なるため、抗生物質は効きません。だからもし風邪で抗菌薬を処方されたら、それはおかしなことなのです。それでも病院で抗菌薬が処方されるのは、免疫力が低下することで鼻や喉が細菌に感染するのを防ぐ、予防的な意味合いが強いといえます。

細菌に対抗するのが抗菌薬であるのに対し、ウイルスに対抗するのが抗ウイルス薬やワクチンといった方法です。

抗ウイルス薬には、ウイルスに直接作用するものと、免疫機能を調整するものがあります。ただ、ウイルスは細胞膜がなく、人の細胞に寄生しているため、ウイルスだけを攻撃することは難しく、抗ウイルス薬はまだ少数しか開発されていないのが現状です。

ワクチンは、細菌に対するものもウイルスに対するものもあります。その細菌やウイルスの病原性を弱めたもの、あるいはそれらの毒素を無毒化したものを接種します。すると、細菌やウイルスに対する抗体がつくられ、次に実際に本当の病原性を持つ細菌やウイルスに感染したとき、発症の予防や重症化の予防ができるということになります。

今、新型コロナウイルスに対する抗ウイルス薬やワクチンの開発が待たれるところですが、一朝一夕にできるものではないことが、おわかりいただけるのではないでしょうか。

免疫のサポートをする栄養素

薬やワクチンとは異なる方法で「お城（＝人体）」を守り、敵を攻撃する免疫の働きを助けるのが、本書のテーマである「栄養」です。

お城のたとえでも説明した通り、敵がお堀を渡ってお城の近くにたどり着いても、簡単に城壁（＝粘膜）を登れないようにするためには、頑丈な城壁をつくる必要があります。

そのためには、「粘膜」を丈夫にすることです。丈夫な粘膜をつくれば、ウイルスや細菌は私たちの体のなかに侵入しにくくなるからです。

では、具体的にどんな栄養素がかかわっているのでしょうか。

粘膜を丈夫にし、粘膜の再生を促す栄養素には、「ビタミンD」「ビタミンA」「亜鉛」などがあります。

また、城壁にたどり着いた手強い敵が城壁を登ってきたとしても、その敵を包んで排除してくれるのが「IgA抗体」です。そのIgA抗体をつくるのに重要な栄養素が、「グルタミン（アミノ酸の一種）」や「ビタミンA」なのです。

そして血気盛んな敵を一網打尽にしてやる気をなくさせるのに必要なのが、抗菌たんぱくです。抗菌たんぱくにはウイルスの活性を消失させる働きがあるのです。その抗菌たんぱくをつくらせるのが「ビタミンD」です。

とはいえ、敵の数が多く、戦闘能力が高ければ、お城や城壁のさまざまな防御機能をかいくぐって、城のなかに入ってくることもあります。そこで城内には、常に警備員がぐるぐると回って警備をしています。このとき、「見たことのない侵入者」を見つけ次第、すかさず攻撃してくれるのが、好中球やNK細胞、マクロファージです。

ただ、これらの細胞の動きが悪いと、敵を見つけることもすぐに攻撃することもできません。そこで重要な栄養素が「ビタミンC」です。ビタミンCはNK細胞、好中球、マクロファージの動きを活発にし、「見たことがないやつが来たぞ！」と連絡があったとき、すぐにその場所に駆けつけられるようにしてくれるのです。「見たことのない侵入者」によって被害（感染症）を受けないためには、すばやく駆けつけ対応することが何よりも大

ウイルス(感染症)に強くなる栄養素や化合物

働き	栄養素、化合物
粘膜を丈夫にする	ビタミンD、ビタミンA、亜鉛
抗体(IgA)をつくる	グルタミン、ビタミンA
抗菌たんぱくをつくる	ビタミンD
白血球(免疫細胞)の働きを活発にする	ビタミンC
白血球(免疫細胞)を増員、配置する	亜鉛、ビタミンA、ビタミンD、プロバイオティクス(乳酸菌など)
ウイルスと戦う力を強化する	オーレユーロペン(オリーブ葉エキス)、エキナセア、オレガノ、カテキン
戦いのあと、体内の炎症を終息させる	ＥＰＡ、ＤＨＡ

切なのです。

また、お城（＝人体）を守るためには、戦闘員の数を確保するだけでなく、必要な場所に配置し、いざというときに効果的に戦えるように教育しておく必要もあります。実はこの戦闘員の教育と配置にも、栄養素がかかわっています。

好中球などの戦闘員の数を確保するのに必須なのが「亜鉛」です。そして実際に敵が侵入してきたとき、「おまえはあそこに行け！」などと戦闘員の配置をする役割があるのが、「ビタミンA」「ビタミンD」「亜鉛」「プロバイオティクス（乳酸菌など）」です。このような作戦を練り、指令を出す本部が「腸」になります。

こういった準備、訓練をしていても、なかなかやっつけられないほどの敵が入ってきたときには、戦闘員に特殊な武器を与え、戦闘力をより強いものにする必要が出てきます。

その特殊な武器に当たるのが、「オーレユーロペン（オリーブ葉エキス）」「エキナセア」「オレガノ」「カテキン」などです。

そして戦いが終わったら、傷ついた部分（＝炎症を起こした部分）を早く補修して、負傷を長引かせないことが大切です。そのために必要なのが、「ＥＰＡ」や「ＤＨＡ」「γ《ガンマ》－リノレン酸」です。

このように、さまざまな栄養素が働くことで、私たちの体は守られています。

特殊な武器に当たる成分や、炎症を長引かせない栄養については、２章と３章で詳しくお話しします。

感染症から体を守る3つのポイント

私は栄養医学的な感染症の基本対策には、3つのポイントがあると考えています。それが、

①入れない
②負けない
③長引かせない

です。以下、説明しましょう。

①入れない

お城のたとえで説明してきたように、まずはお城に侵入させない、人体のなかに入らせないことが大切です。

皆さんも実践されていると思いますが、そのもっとも簡単な方法が、手洗いとマスクの

着用になります。そして粘膜を丈夫にする、つまり「粘膜免疫力」を高めることがポイントです。

前にも述べたように、インフルエンザが大流行しても感染しない人もいれば、どんなに手洗いやマスクの着用を徹底していても、周囲の人が風邪をひくとすぐにうつってしまう人もいます。これには「粘膜免疫」が大きくかかわっており、ウイルスや細菌などの病原体を入れやすい人と入れにくい人の差がここで出てきます。

②負けない

これが「免疫」と呼ばれる部分です。

もし病原体が侵入してきても、体にはそれに負けずに戦う機能が備わっています。

特にウイルスや細菌の量は、感染症が発症するのに重要なファクターなので、たとえ侵入されても病原体を増やさないということが、非常に重要になってきます。

③長引かせない

それでも発症してしまった場合に大切になってくるのが、感染症を長引かせないことです。

そのためには病原体を早く排除すること、慢性化させないことが重要です。感染症によって炎症が起こり、それが長期化すると、その分体はダメージを受けることになるからです。

本書では、オーソモレキュラー栄養療法のアプローチを取り入れながら、この「①入れない」「②負けない」「③長引かせない」の3つについて、1章、2章、3章で解説していきます。そして4章では、具体的な食べ方や生活習慣といった、日常生活のなかでできることを紹介していきます。

栄養を味方につけて、免疫力を高めていきましょう。

コラム

栄養療法はビタミンCの研究からはじまった

序章で紹介したように、栄養療法は、ライナス・ポーリング博士のビタミンCの研究がきっかけとなって誕生しました。

ポーリング博士は、ビタミンCを積極的に摂取することによって風邪などの感冒を予防できることや、点滴を用いてビタミンCを大量に投与することで末期がんの患者さんたちの予後が改善されることなどを研究し発表しました。

そして風邪の予防を目的とするときでも、末期がんの患者さんへビタミンCを点滴するときでも、ポーリング博士が提唱するビタミンCの投与量は、その当時考えられていたビタミンCの必要量をはるかに超えるものでした。

しかしこのようなポーリング博士の研究は、「栄養素は必要量を満たせば十分である」という固定観念を根拠に、栄養学の権威から激しくバッシングを受けました。さらにがんに対するビタミンCの効果の研究では、その当時のがん治療の権威たちから、ポーリング博士は医師ではないということを理由に非難されたのです。

しかし、ポーリング博士が亡くなったあとも、弟子たちによってビタミンCの免疫に関する研究は続けられました。

その代表がヒュー・リオルダン医師です。彼はポーリング博士の亡きあと、医師や栄養士から誹謗《ひぼう》中傷を受けながらビタミンCの効果について研究していました。私は幸いにもリオルダン医師の話を2003年に聞くことができました。

彼は、講演のなかでギリシャの哲学者エピクテトスの言葉「It is impossible to begin to learn that which one thinks one already knows.（自分は知るべきことを知っていると思っている者は、学びはじめることができない）」を引用し、ビタミンCの新しい効果を医師や栄養の専門家が認めないことを痛烈に批判していました。リオルダン先生は、世界中から医師を招き、ビタミンCの医療への応用について教育していました。彼の施設にはがんをはじめとする多くの難治性の慢性疾患の患者が相談に訪れ、大きな効果を上げていたのです。

リオルダン先生は、多くのウイルス感染による疾患には、ビタミンCの点滴を併用した栄養療法がとても効果的であると強調されていたことを思い出します。

ところが2005年1月、リオルダン先生は突然お亡くなりになってしまいました。同じ年の9月に、世界的に権威のある科学雑誌である『米国科学アカデミー紀要』にがん細胞に対するビタミンCの作用に関する論文が掲載され、世界中の医師や科学者に知られるようになりました。この論文にはリオルダン先生の業績が多く引用されていましたが、そのことを知らずにリオルダン先生が亡くなられたことは、返す返す残念でなりません。

ウイルスや細菌による感染症に対して、私たちの体は本来備わっている免疫機能を駆使して対抗します。この免疫を高めてくれるのが、ポーリング博士やリオルダン先生がまさに人生をかけて研究していた、ビタミンCをはじめとする栄養素の適切な補充なのです。

栄養が持つ力が徐々に理解されるようになってきたことは、栄養療法にかかわる者として嬉しい限りです。

1章

ウイルスを入れない

——予防の決め手は「粘膜免疫力」

「粘液のないところでは、防御は成立しない」

医学の世界に、「No mucus, No protection（粘液のないところでは、防御は成立しない）」という言葉があります。つまり、私たちの体を感染から守るキーワードは「粘液」、そしてそれを分泌する「粘膜」だということです。

粘膜には、防御の第一段階として「粘膜免疫」が存在しています。これは、全身の免疫とは異なる粘膜独自のシステムです。

お城のたとえに戻りますが、人体をお城にたとえると、城壁が粘膜、城のまわりのお堀にある水が粘液になります。多くのウイルスや細菌は粘膜から侵入してきます。つまり、目や鼻、口などの粘膜は、常にあらゆる敵にさらされている場所だということです。だから、手指に付着したウイルスや細菌が粘膜に移らなければ、そう簡単に感染が成立することはないのです。

人間の体は、中心に穴が開いているチクワやホースにたとえることができます。口から喉、食道から胃、そして腸から肛門と、体のなかは1本の管でつながっています。この管の内側に当たるのが粘膜です。

ホースの外側には汚れがつくなど外界の影響を強く受けますが、内側はきれいな状態が保たれています。人間の体も同様ですが、ホースの内側に当たる粘膜が一部露出し、外界と直接接するようになっています。それが目、鼻、喉、生殖器なのです。

私たちが飲み物や食べ物を口から入れると、食道を通って消化され、必要な栄養が吸収されて体外に排出されますね。消化される前の食べ物や飲み物は、体にとってはある意味〝異物〟です。また、食べ物だけでなくウイルスや細菌といった体に害を与えるものが侵入してくる恐れもあります。

だからこそ、粘膜の段階で悪いものを排除しなければなりません。

人間の粘膜は、腸だけでも実にテニスコート1・5面分あるといわれています。そんな広範囲に及ぶ粘膜から敵の侵入を防ぐためには、独自の免疫システムが必要なのです。例えば、粘膜には城の警備に当たるリンパ球が多く存在しており、その数はリンパ球全体の

6～7割以上といわれています。

本章では、ウイルスを体内に入れないために、この「粘膜免疫力」を高める方法について、詳しく解説していきます。

粘膜を突破されなければ感染しない

新型コロナウイルスのニュースが連日報道されたことで、感染症に関する知識が増えた人は多いのではないでしょうか。

感染症は、ウイルスや細菌が体内に侵入することだけで成立するわけではありません。症状が出てきてはじめて、感染症として認識されます。症状が出るか出ないかは、その病原体の感染力と、その人自身の体の抵抗力や免疫とのバランスで決まります。

新型コロナウイルスのケースでも、鼻腔《びくう》や咽頭から検体を取っておこなうPCR検査をして陽性だったにもかかわらず、何の症状も出なかった人がいました。PCR検査が陽性であるにもかかわらず、症状がまったくなかったり軽症ですんでいるということは、ウイルスが鼻腔や咽頭に付着しているだけで体に影響がない状態か、たとえ影響があっても免疫の力によって炎症が軽度ですんだことを示します。

ちなみに感染症については、よく「潜伏期間」「潜伏期」の話が出てきますが、「潜伏期間」と「潜伏期」は厳密には違うのをご存じでしょうか。

潜伏期は感染してから、感染性がない期間のことを指します。一方、潜伏期間は、感染が成立してから症状が出るまでの期間のことをいいます。新型コロナウイルスは、潜伏期（感染性がない）が短く、潜伏期間（症状がないのに感染性が高い）が長いため、厄介なのです。

さて、今回の新型コロナウイルスで皆さんが特に敏感になったのが、感染経路ではないでしょうか。病原体が体に入るきっかけとなる感染経路で代表的なものは以下の3つです。

・空気感染

空気中を漂う微細な粒子（飛沫《ひまつ》核）を吸い込むことによって感染すること。

例：結核、麻疹（はしか）、水痘（水ぼうそう）など。

・**飛沫感染**

感染者の咳《せき》やくしゃみなどのしぶき（飛沫）を直接吸い込むことによって感染すること。

例：インフルエンザ、風邪、百日咳、マイコプラズマなど。

・**接触感染**

感染者から出たウイルスや細菌を含む体液や唾液を触ることによって感染すること。

例：伝染性膿痂疹《のうかしん》（とびひ）、梅毒、淋病《りんびょう》、破傷風など。

そのほかに、汚染された水や食品、血液、昆虫などを介して感染する「媒介物感染」などもあります。

空気感染、飛沫感染、接触感染の3つに共通しているのが、粘膜を通して体のなかに入って感染するということです。

今回の新型コロナウイルスの感染経路も、飛沫感染、接触感染が主であるといわれていますが、もう1つ、「エアロゾル感染」も注目されました。

エアロゾル感染とは、密閉された空間などで、空気中にあるウイルスなどを吸い込むことで感染します。咳やくしゃみとともに放出された大きな粒子は、短い距離しか飛ばず、短時間で床に落ちます。ただ、小さくなった粒子は長時間、空気中にとどまるため、室内に広がって空気感染を引き起こします。

例えば、中国での新型コロナウイルスの話ですが、バスで感染者の隣に座っていた人には感染せず、後ろの席の人に感染していたり、あるいは感染者が降りたあとに乗ってきた人に感染したりしたといいます。それは粒子がある程度の時間、空気中にとどまっていたためと考えられます。

外敵を入れない体のしくみ

私たちの体は皮膚や粘膜に覆われています。皮膚や粘膜があることによって、病原体が簡単に体内に侵入できないようになっているのです。

全身を覆う皮膚は、外からの刺激や衝撃、病原体の感染から守ってくれる、目に見えるわかりやすい器官です。

皮膚は、一番上の層が「表皮」、その下にあるのが「真皮」、最下層にあるのが「皮下組織」という構造になっています。表皮は厚さが約0・2ミリのとても薄い膜で、そのもっとも外側にあるのが角層です。

角層は、角質細胞がレンガ状に積み重なってできています。皮膚のなかで細胞分裂を繰り返しながら角層をつくると、最終的に垢《あか》となってはがれます。このような皮膚の生まれ変わりのことをターンオーバーといいます。

「角質細胞」と名前は付いているものの、実際はもうすぐ垢となってはがれ落ちる運命にありますから、核がない、細胞であって細胞ではない状態、言い換えれば死んだ細胞のようなものなので、ウイルスは細胞内に寄生することはできません。そのため、皮膚からは感染が成立しにくいのです。

また真皮にある腺細胞からは皮脂や汗が分泌されるので、皮膚の表面は皮脂によって保護されている状態です。なおかつ皮膚には常在菌もたくさん存在しています。これらも、皮膚から感染しにくい大きな理由です。

余談ですが、水虫がある人がその部位を石けんを使って洗ってしまうと、かえって悪化してしまうことがあります。なぜかというと、洗うことで皮膚を守ってくれる皮脂や常在菌まで洗い流してしまうためです。

新型コロナウイルスの感染予防対策として、手洗いが推奨されていますが、手にウイルスがついただけでは感染しません。それが目や口の粘膜を通過して体内に入ってきてはじめて、感染ということになります。

体のバリア＝粘膜の構造

皮膚に比べて、粘膜は、

・角層がない
・細胞が露出している（病原体に対して無防備になりやすい）

・湿潤した環境である（病原体が増殖しやすい）

など、あらゆるウイルスや細菌に感染しやすい条件が揃っています。

とはいえ、粘膜に触れたからといって、必ずしも感染するわけではありません。粘膜には病原体を排除するためのさまざまな機能があるからです。

ここで、粘膜の構造を見ていきましょう。

お城の堀をつくる城壁にたとえた粘膜ですが、実はいくつかの層に分かれています。ここでは腸の粘膜を例に説明しましょう。

一番下の土台となる部分に、粘膜筋板があります。その外側に粘膜固有層があり、粘膜に必要な血管やリンパ管などがあります。一番外側にあるのが粘膜上皮で、ウイルス、細菌だけでなく異物全般を体内に侵入させないように粘膜上皮細胞がぎっしりと敷き詰められています。

そしてお城の堀に蓄えられた水にたとえたのが、粘膜を覆う粘液でした。実は粘膜細胞には、粘液を分泌するという非常に重要な働きがあります。

粘膜の基本的な構造

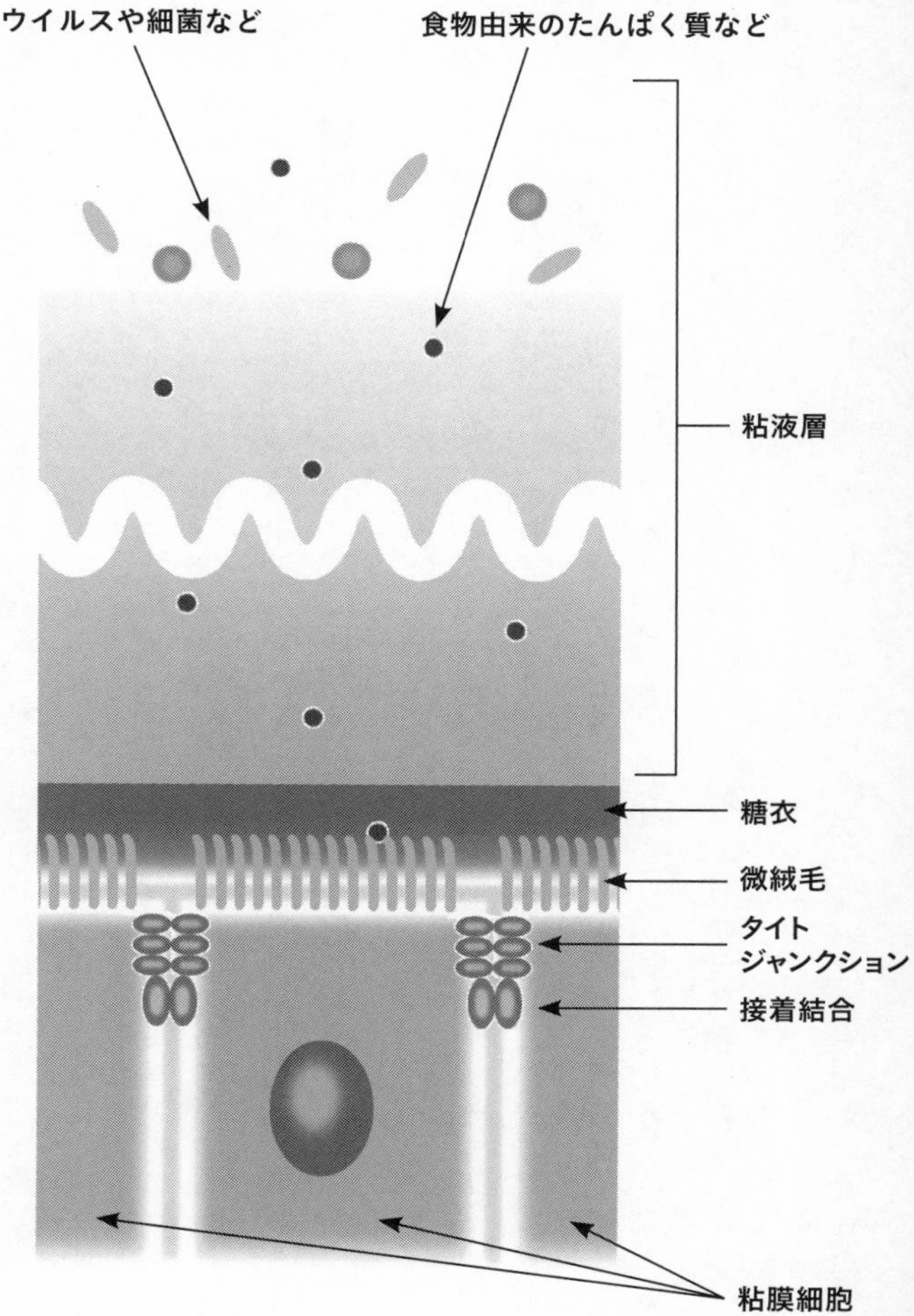
ウイルスや細菌など
食物由来のたんぱく質など
粘液層
糖衣
微絨毛
タイト
ジャンクション
接着結合
粘膜細胞

粘液は粘膜を潤し乾燥から防ぐことだけでなく、粘膜を覆う粘液層の最下部では、免疫抗体や抗菌たんぱくなどが分泌され、これらの物質が粘液層で病原体を不活化し排除することによって、粘膜上皮細胞にウイルスなどを到達させないようにしているのです。

粘膜上皮細胞は、細胞同士をきつく結びつけるための結合たんぱくによってつくられるタイトジャンクションという構造で敷き詰められています。もし病原体などの異物が粘液を突破しても、細胞同士の結合がしっかりしていれば、それ以上侵入しないように、ガードすることができるのです。

粘膜上皮細胞の特徴としては、何といってもターンオーバーが早いことが挙げられます。皮膚のターンオーバーは28〜40日といわれていますが、口腔粘膜は数日、小腸の粘膜は2〜3日だといわれています。非常に生まれ変わりが早く、すぐに再生する細胞なのです。

例えば朝、熱いみそ汁を飲んで上あごをやけどしてしまったとします。上あごの薄い皮がむけてしまったとしても、夕方にはもう治っていますね。それほどに粘膜細胞は傷ついたものを再生するスピードが速いのです。

なぜこんなに再生のスピードが速いのかというと、粘膜が傷ついたままだと、それだけ感染しやすくなってしまうからです。

このように、目や鼻、口などの粘膜は、ウイルスや細菌に感染しやすい条件が揃っているものの、粘液で覆うことによって、病原体を排除しようとする働きがあることがおわかりいただけたと思います。

ただ、やはり感染症においては、最初の段階で「病原体を入れない」ことがとても大切です。繰り返しになりますが、「入れない」という意味では、手洗いの徹底は非常に有効といえるでしょう。

粘液の「ネバネバ」には意味がある

次に、粘膜を覆っている「粘液」について考えてみましょう。お城（人体）のまわりを囲んで敵を寄せつけない、お堀のなかの水に当たるのが粘液です。

粘液の成分のほとんどは水ですが、それだけだとサラサラしているはずです。粘液特有のあのネバネバは、「ムチン」というたんぱく質を主原料とした物質が含まれているためです。

ムチンは粘膜に存在する胚《はい》細胞などから分泌されます。胚細胞からは同時に、抗菌たんぱくやIgAという免疫抗体も分泌され、粘膜細胞を守ります。

また、ムチンはムコ多糖を多く含んでいますが、その構造は、各種の糖が鎖状につながった糖鎖が数多く集まり、たんぱく質と結合することにより、まるでタワシの毛のような形をしているのが特徴です。この形こそが、水を取り込む力になっていて、あのネバネバをつくっているのです。

先ほど粘液で覆うことによって病原体を排除する、とお話ししましたが、粘液は粘性、つまりネバネバしていることがとても重要になってきます。例えばウイルスが上気道の粘膜に付着したとき、粘膜が粘液でしっかり覆われていれば、ウイルスが粘膜まで到達できず、粘液層に分泌された抗菌たんぱくやIgA抗体などによって捕らえられ不活化されてしまいます。

また、鼻や目に異物が入ったときには、鼻水や涙が出るでしょう。これは、鼻の粘膜や目の粘膜から分泌される粘液（ムチン）によって、鼻水、涙として異物を排除しているのです。

このように、粘液がしっかりと分泌されれば、細菌やウイルスが侵入しても、粘膜細胞まで到達する前に、粘液ごと排除してくれるというわけです。

ムチンを多く含む食材には、ウナギ、ドジョウ、スッポン、牛軟骨、ナマコなどがあります。例えばウナギの表面はヌルヌルしていますが、これはここに含まれたムチンが水分を保持するのに役立っています。

また、ムコ多糖類の産生には「硫黄《いおう》」が必要です。硫黄を多く含む食材は、大根、ニラ、タマネギなどがあります。あわせて摂取するといいでしょう。

これらの食材は、昔から風邪の予防や風邪をひいたときによいといわれてきた食材です。昔の人たちの経験からの知恵には驚かされますね。

残念ながら、ムチンの産生は加齢とともに衰えます。

赤ちゃんのよだれは、糸を引くくらい長く伸び、ネバネバしていますね。つまり、ムチンが豊富なのです。一方、年齢が上がるほど、粘液はサラサラしてきます。言い換えれば、年齢を重ねるほどに目や鼻や口の粘液も少なくなり、外敵を入れやすくなるということです。だからこそ、栄養素を味方につける必要があるのです。

粘液、粘膜には栄養が欠かせない

皮膚や髪、爪から内臓、血液やホルモンに至るまで、私たちの体は日々摂取している栄養によってつくられています。粘膜も例外ではありません。なかでも丈夫な粘膜をつくるのに欠かせないのが、亜鉛、ビタミンD、ビタミンAです。

亜鉛は粘膜の再生に必須の栄養素です。ただ、貯蔵することが難しい栄養素なので、こまめに摂取する必要があります。

亜鉛が潜在的に不足していると、免疫力の低下につながります。亜鉛不足は、マクロファージやNK細胞などの免疫担当細胞の機能を落とします。つまり、ウイルスや細菌を食べてくれる戦闘員の戦闘力が落ちるのです。

ビタミンDは、先にもお話しした、粘膜細胞同士を結合させるタイトジャンクションに作用します。この細胞間の結合を強くする働きによって、ウイルスや細菌が粘膜から侵入してくるのをブロックできるのです。タイトジャンクションがゆるくなると、ウイルスなどの侵入が増えるだけでなく、食物由来の分子が十分に消化される前にゆるんだタイトジャンクションから入り込むため、アレルギーの原因になります。

ビタミンDは、最近とくに注目されている栄養素です。ビタミンAやビタミンB群、ビタミンCなどと比べると、一般にあまりなじみがない栄養素でしたが、近年、ビタミンDと免疫との関係が明らかになってきました。

新型コロナウイルスの感染予防のための自粛中に、「少しの時間でも日光浴をすることが予防につながる」「日光浴をすると免疫力が上がる」といわれていたのは、日光浴によってビタミンDが活性化されるからです。

ビタミンDによって、好中球の機能が改善するという報告もあり、体内に侵入したウイルスや細菌などの異物を排除する力がアップします。さらに、抗菌たんぱくを分泌させて、ウイルスを不活化して一網打尽にする働きもあります。

ビタミンAも亜鉛同様、粘膜の再生を促すのに重要です。後述しますが、免疫抗体の1つであるIgAをつくる際にもビタミンAが必要です。IgA抗体は、粘膜から侵入しようとする敵を捕まえて振り落とす役目があります。

戦闘員の配置をするのも、ビタミンAの働きです。戦闘員であるリンパ球に対して、「君は○○の粘膜に行け！」「君は△△の粘膜に出動！」などと割り振りをする役目があるのです。免疫系が正常に機能するために必要な栄養素であるため、「抗感染性ビタミン」とも呼ばれるほどです。

「ビタミンAのとりすぎは危険」という大誤解

このように、全身の粘膜を守るために、ビタミンAは非常に重要な栄養素なのですが、誤解されている部分もあります。よく聞くのが、「妊婦がビタミンAをとりすぎると胎児が奇形になるリスクがある」というものです。

実は、ひとくちにビタミンAといっても、さまざまな種類があります。大きく分けて、

・レチノール……魚油に多く含まれる
・レチナール……網膜で作用する
・レチノイン酸……細胞の核内に入って作用する

の3つがあり、

・レチニルエステル……レバーなどに多く含まれる
・β《ベータ》-カロテン……レチノールの2分子が結合したもの

まで含むことがあるのです。

ビタミンAは、レチノールというとても活性が弱い状態のまま全身の細胞に運ばれ、その細胞のなかでレチノイン酸という活性が非常に強いビタミンAに変わります。ここがポイントで、食材に含まれている天然のビタミンAであれば、活性がほとんどないまま運ば

れて、標的となる細胞に入ってから活性化していくということになります。

またビタミンAの量が満たされると、食材に含まれるレチノールは肝臓や脂肪細胞でレチニルエステルに変換され、ビタミンAの需要が高まるときのために貯蔵されます。このビタミンAの貯蔵型であるレチニルエステルは活性がありません。

ビタミンAの摂取による奇形の報告の多くは、合成ビタミンAの摂取との関係を指摘するものであり、天然のビタミンAを用いる場合は、このような過剰を防ぐための機能が働いているのです。

現在では、むしろビタミンAの潜在的な不足による弊害が知られるようになり、食事や天然由来のサプリメントによって、必要な量をとることの重要性が理解されるようになっています。

粘膜に多いＩｇＡ抗体の働き

免疫の話を語るうえで欠かせないのが「免疫抗体」です。「免疫グロブリン」とも呼ば

れており、

・IgG抗体……血液中に多く含まれる
・IgA抗体……粘膜などの分泌腺から粘液へ分泌される。ヒトの初乳にも多い
・IgM抗体……ウイルスや細菌の感染早期につくられる
・IgD抗体……量的に少なく、役割は不明
・IgE抗体……花粉症、アトピー性皮膚炎などのアレルギーや寄生虫の感染などに関係する

の5種類があります。

ウイルスや細菌、微生物など、体にとって異物となるものが侵入してきたとき、私たちの体は異物に対する「抗体＝免疫グロブリン」をつくります。そうして次に同じ異物が入ってきたときに、「もう侵入させない！」と準備を整えるのです。

免疫グロブリンは、ウイルスや細菌が入ってきたときすぐに活動を開始できるように、血液中や細胞液中、そして粘膜に広く多く存在しています。

IgE抗体、IgG抗体などの免疫グロブリンが血液中や細胞液に多く存在し、体内で

働くのに対して、唯一、IgA抗体だけは粘液層へ分泌されます。口のなか、鼻のなか、目の粘膜、腸管の粘膜などで、私たちの体を外敵から守ってくれています。つまり、常に粘膜の最前線で戦っている戦闘員でもあるのです。

このIgA抗体を増やすことが、「粘膜免疫力」をアップさせ、感染しにくい体をつくることにつながります。

IgA抗体を増やすのにも、もちろん栄養が関与しています。代表的なものが「グルタミン」「ビタミンA」「プロバイオティクス（乳酸菌など）」の3つです。

グルタミンは、粘膜の主要なエネルギー源です。具体的には、リンパ球などの免疫細胞がしっかり戦えるように、エネルギーを供給しています。

アミノ酸の一種であるグルタミンは、筋肉に貯金されているアミノ酸の40％を占めています。感染時には、筋肉などのたんぱく質からグルタミンが肺や粘膜に供給されます。

ビタミンAも、粘膜を守るために非常に重要な栄養素です。

少し難しい話になりますが、免疫細胞であるリンパ球にはT細胞とB細胞があり、どち

IgA抗体が多い場所

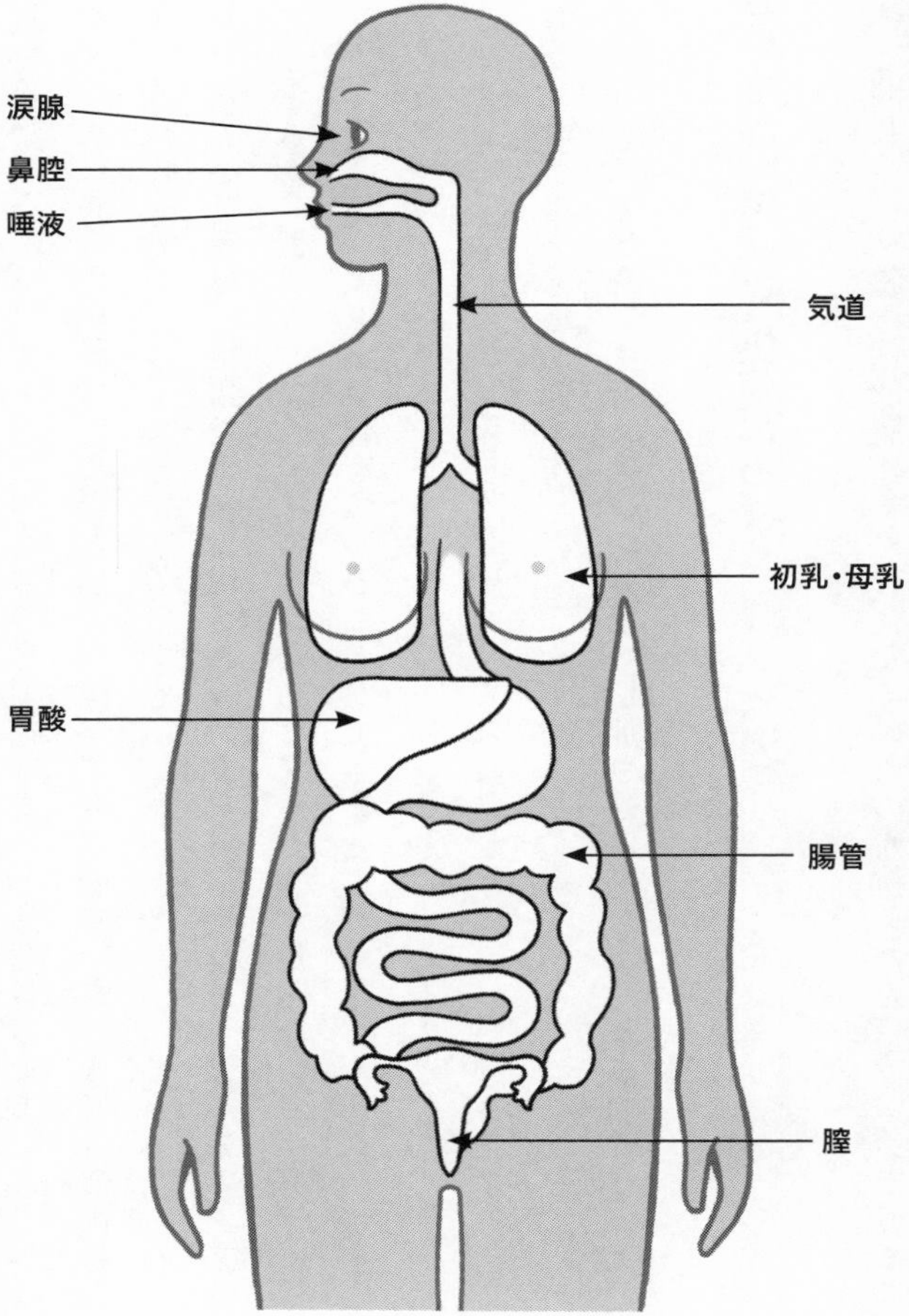

らも強力な敵を攻撃する戦闘員です。このうちのB細胞はずっとB細胞のままでいるわけではありません。実は腸管の粘膜でだんだんバージョンアップしていき、IgA分泌細胞に変化し、IgA抗体を分泌できるようになるのです。

このバージョンアップを専門用語では「分化」といいますが、そのバージョンアップの過程で、ビタミンAが必要になってきます。ですからビタミンAが足りないと、B細胞はバージョンアップできず、IgA抗体をつくることができません。

プロバイオティクスは、サプリメントやヨーグルトに含まれているものとして、聞いたことがあるのではないでしょうか。乳酸菌やビフィズス菌など、体にいい働きをする菌をまとめてプロバイオティクスといいます。

プロバイオティクスもまた、IgA抗体の分泌を増加させる働きがあります。

「甘いもの」に弱い抗菌たんぱく

IgA抗体と同じく、粘膜の粘液層に多く存在しているのが抗菌たんぱく（カテリシジン、ディフェンシンなど。抗菌ペプチドとも）です。粘膜に存在する胚細胞などから、先ほどお話ししたムチンと同様に、抗菌たんぱくが分泌されます。

抗菌たんぱくは、その名の通り菌に抵抗してくれる物質で、細菌の細胞膜を直接攻撃する作用があります。

今、抗生物質を乱用することによって、耐性菌をつくり、抗生物質が効かなくなるという問題が起こっています。それに対して抗菌たんぱくは、細菌の細胞膜を攻撃するため突然変異が起こりにくく、耐性菌をつくらないというメリットがあります。

また殺菌ではなく、菌の増殖を抑制する作用があることからも、抗生物質と比べて細菌が耐性を獲得しにくいのです。

この抗菌たんぱくに必要な栄養素が「ビタミンＤ」です。

ビタミンＤは、さまざまな抗菌たんぱくの合成にかかわっており、細菌やウイルスに対し〝自分でつくる抗生物質〟として働きます。ビタミンＤがディフェンシンを皮膚上につくらせ、バリア機能を高めていることもわかっています。

実はこの抗菌たんぱくには、甘いものに弱いという特徴があります。口のなかに甘味刺激があると、口腔内で抗菌たんぱくがつくられなくなってしまうのです。

常に甘いお菓子をつまんでいたり、飴をなめたりして、口のなかが甘いもので満たされている人はいませんか。とくに食後に甘いものを食べる習慣がある人は、口腔内に甘味が残っているため、感染症にかかりやすくなるといえます。

もちろん、まったく甘いものを食べるなということではありません。苦味を感じると口腔内の抗菌たんぱくの合成が刺激されることもわかっています。つまり甘いものを食べたあとは苦いお茶を飲んで口のなかの甘さを消すことが、口腔咽頭などでの抗菌たんぱくを増やし、感染症の予防につながるということです。

ストレスで免疫力が低下する理由

仕事や勉強などで強いストレスがかかると心身に不調をきたすことは、さまざまな医学的データから明らかになっています。

また、ストレスがかかると免疫力が落ちるため、感染症にかかりやすくなります。その理由を説明しましょう。

理由① 亜鉛が消費される

ストレスがかかると、体に必要な栄養素はどんどん消費されていきます。その1つが亜鉛です。

前に粘膜は再生されるスピードが速いとお話ししましたが、亜鉛は粘膜の再生を促し、健康で丈夫な粘膜を保つのに欠かせません。そして亜鉛は、私たちの体にあまり貯蔵することができないため、こまめに摂取することが大切なのです。

しかも感染症にかかったときには、さらに亜鉛が必要になります。もちろん亜鉛を摂取することは大切なのですが、まずは亜鉛の消費を減らすことからはじめましょう。

亜鉛はストレスだけでなく、アルコールの摂取によっても消費されてしまいます。新型コロナウイルス感染予防のための自粛生活中、外にお酒を飲みに行けなくなり、家庭でのアルコールの消費量が増えたという報道もありました。自粛ストレスに加えてアルコールの摂取量が増えれば、亜鉛にとってはまさにダブルパンチです。

亜鉛が不足すると、体の戦闘隊員の元気がなくなります。ウイルスや細菌と戦ってくれるリンパ球のＮＫ細胞の活性が下がり、ウイルスや細菌を食べてくれるマクロファージの機能も下がり、ＩｇＡ抗体も分泌されにくくなります。また、リンパ球の数自体も減ってしまいます。

理由② グルタミンの消費が増える

グルタミンはアミノ酸の一種で、粘膜やリンパ球のエネルギー源であることは先ほどお話ししました。ストレスがかかると、このグルタミンの消費も増えてしまいます。もちろん、感染症やそのほかの病気にかかったときも、グルタミンの消費量が非常に増えます。

グルタミンを食事だけで補えなくなると、私たちの体は自分の体内にあるたんぱく質を分解してグルタミンをつくります。それが筋肉なのです。

例えば風邪をひいた、新型コロナウイルスにかかった、インフルエンザにかかった、といった状況のときは、筋肉を分解してグルタミンをつくり、リンパ球を働かせるようにします。また、粘膜にグルタミンを補給して、粘膜がきちんと働き、再生できるようにしています。

だからこそ、非常時に備えて常にグルタミンの補給をしておくことが必要なのです。

理由③　IgA抗体が減る

今までお話ししてきたように、粘膜にIgA抗体がたくさん存在していれば、ウイルスや細菌が侵入しようとしても、体内に侵入することができません。IgA抗体があれば、敵がお城のまわりのお堀にたどり着いても、お堀の水（粘液）の段階で追い払えるということです。

ところがストレスがかかると、たちまちIgA抗体は減ってしまいます。

こんな海外での実験があります。5分間、怒り刺激を与え続けます。約1時間後に調べると、IgA抗体は少し上がっています。そしてさらに1時間ほどすると、今度はIgA抗体が急激に下がってしまうのです。

次に同じ条件で5分間、ストレスを緩和するようなケアをします。すると約1時間後、

IgA抗体は上がり、数時間経ってもゆるやかに上昇を続けました。

もう1つ、アメリカズカップのヨットレース選手の男性38人を対象にした実験もあります。この実験では、IgA抗体が低いと上気道感染症になりやすいことがわかりました。トレーニング期間の50週間にわたって、毎週唾液のサンプルを採取し、唾液内のIgA抗体の濃度を調べました。その結果、激しいトレーニングでだんだんIgA抗体の濃度が下がってくると、風邪（上気道感染症）を発症する選手が出てきたのです。

詳しく見ると、上気道感染症を発症する3週間前から唾液のIgA抗体の濃度が低下しはじめ、発症時はかなり低下していました。また、IgA抗体の濃度が低下しているときは、選手たちの疲労感が強かったこともわかりました。

このことは、ストレスがあるときやハードワークで疲労感が強いときほど、IgA抗体が減り、粘膜の免疫力も落ち、感染症にかかりやすくなることを示しています。

疲れを自覚したとき、風邪をひきそうなときは、当たり前のことですが、しっかり休むことが大切になってきます。無理をして仕事をしたり頑張りすぎて、体の抵抗力を落とすことのないようにしましょう。

「活性化」されていない栄養素をとることが重要

ここで栄養素をサプリメントなどで摂取するときの原則について、説明したいと思います。

前にも述べたように、私がおこなっているオーソモレキュラー栄養療法は、栄養素を最適な量摂取することによってさまざまな病気や症状を改善させようというものです。この治療で重要な考え方は、「栄養素はできるだけ天然物で活性を持たない前駆体で補充するべき」というものです。

例えばビタミンDをサプリメントで補充するとき、医師の多くは処方箋でビタミンDの薬を出すことができるので、それで代用しようとします。ところが処方箋で出されるビタミンDと、魚の内臓などに含まれる天然のビタミンDは別の物質なのです。天然のビタミンDは、25（OH）ビタミンD3と表記されるもので、活性はありません。

処方箋で出されるビタミンDは、OH基（ヒドロキシ基）というものがもう1つ結合しているタイプで、強い活性を持っています。そのため少し血液中の濃度が上がるとカルシウム代謝にトラブルが生じ、高カルシウム血症となり体に石灰ができやすくなったりしてしまいます。

一方、天然のビタミンDの場合には、活性がない前駆体として食材に含まれていて、体内で吸収されたのちに血液中に存在し、必要な組織に運搬されます。そして細胞のなかに前駆体のまま吸収され、細胞のなかでOH基が増やされ活性化して作用します。つまり必要な組織の細胞ではじめて活性化されるため、血液中のカルシウム濃度が上がったり石灰をつくりやすくなったりすることはないのです。

先ほど紹介したビタミンAも同様です。

魚油などに含まれるビタミンA（レチノール）は活性が低く、体内で量が満たされるとレチニルエステルに変換されて活性を失います。動物のレバーに含まれるビタミンAもレチニルエステルとして含まれているため、活性がなく危険はありません。

ちなみにビタミンAの場合、ほかの栄養素と比較して、とても厳密にコントロールされています。もし体のどこかでビタミンAが必要な状態が生じたときには、肝臓や脂肪細胞に貯蔵されたレチニルエステルが分解されてレチノールになります。次にレチノール結合たんぱくというたんぱく質が合成され、分解されてできたレチノールと結合して活性をなくし、血液を通して運ばれます。そして必要な組織にある細胞へ送り届け、結合たんぱくから切り離されて細胞内に入ります。

その細胞が網膜であればレチナールに変換され、ほかの組織であれば多くはレチノイン酸へ変換され作用します。このように幾重にも安全装置が準備され、活性の強いビタミンAであるレチノイン酸が悪さをしないようにしくまれているのです。

なお、ビタミンAを運搬するレチノール結合たんぱくは、亜鉛がないと合成されません。つまりビタミンAの作用を十分に得るためには、亜鉛をとっておくことがとても大切なのです。

天然に存在する栄養素の多くは、活性がない、あるいはとても低い前駆体として存在しています。そして仮に体で必要量が満たされると、腸からの吸収を抑えて過剰にならないように調整します。もし不足してくると腸からの吸収率を上げて改善させようとします。腸の粘膜が「ゴッドハンド（神の手）」と表現される所以《ゆえん》はここにあります。

栄養療法に対し、サプリメントを使うことは不自然だという意見を聞くことがありますが、オーソモレキュラー栄養療法はそうではありません。栄養素は天然の前駆体を用いて腸粘膜の吸収調節にまかせ、必要な組織の細胞内で活性化させることで安全に効果を得ることができるのです。

2章

ウイルスに負けない

――この栄養が免疫に効く！

敵が侵入！　でもまだ打つ手はある

1章では、病原体である敵を体に侵入させない＝「ウイルスを入れない」しくみについて解説してきました。この章では、防御の第一関門を突破されても「ウイルスに負けない」しくみについてお話しします。

私たちの体のまわりには、ウイルスや細菌などの病原体がたくさんいます。「そんなことは知っている」と思っていた人も、今回の新型コロナウイルスの流行によって、私たちが常に病原体にさらされていることを改めて実感したのではないでしょうか。そしてどれだけ今まで無防備だったかということも——。

もちろん、過剰に予防したり、不安になったりする必要はありません。必要な予防対策を知ったうえで、「正しく怖がる」ことが大切です。

病原体から体を守る反応のことを「生体防御」といいます。1章で説明した粘膜と粘液のしくみも、生体防御の1つです。

粘膜で病原体などの異物を排出できず体内への侵入を許してしまった場合、次の段階で働く生体防御のシステムが「免疫反応」です。お城である人体には、お堀と城壁を越えてきたウイルスや細菌と戦うさまざまなしくみがあるのです。

この章では、この免疫反応を中心にお話ししていきましょう。

自然免疫と獲得免疫

免疫には「自然免疫」と「獲得免疫」の2種類があります。

病原体が私たちの体に入ってくると、免疫細胞がこれらの病原体をやっつけようとします。このとき、免疫反応はまず「自然免疫」、次に「獲得免疫」という2段階で働きます。

自然免疫は、生まれながらに生体に備わっている防御機構のことです。病原体も含め、微生物に共通する構造や分子を認識して反応します。ですから、どんな病原体か、体にとって本当に危険か、などと取捨選択はせずに、「とりあえず反応してしまおう」というシステムです。

この自然免疫が、感染症を重症化させない、第1段階の反応ということになります。

特徴としては、

・とにかく反応が速い
・原始的に生物に備わっている
・非特異的である

などが挙げられます。非特異的とは、相手がウイルスだろうと細菌だろうと、真菌や寄生虫であろうと、とりあえずすぐに反応してしまうということです。

一方の獲得免疫は、その名の通りあとから獲得した免疫です。つまり、生まれてから微生物や異物にさらされることで、新たにつくられた防御機構です。

第1段階である自然免疫も突破してしまい、病原菌などが体内で増殖したときには、この獲得免疫が反応します。

獲得免疫は自然免疫と違い、ある微生物に特徴的な構造や分子を学習して認識します。つまり、体内に侵入した異物を、しっかりと区別して排除しようとするのです。

この免疫反応を引き起こす異物を「抗原」といいますが、例えば侵入してきた抗原が、インフルエンザウイルスなのか、新型コロナウイルスなのか、しっかりと区別して反応をします。ウイルスなどの形や構造を認識して、免疫抗体をつくっていくということです。

自然免疫がはじめての異物による反応でも2回目でも、同じような反応しかしないのに対し、獲得免疫は記憶されているので、はじめてよりも2回目のほうが短い時間で強い反応を起こすことができます。そのため、2回目の感染を防いだり、たとえ感染しても重症化を防ぐことができるのです。

このように考えると、病原体などの異物にまだ触れることが少ない乳幼児は、できるだけ早いうちにどんどんばい菌と接したほうがいいといえます。子どもがはじめてその菌に触れたとき、抗体を次々とつくっていくことで、できるだけ多くの種類の免疫を獲得できるからです。

免疫の主役は「白血球」

「血液」は血管のなかを流れていますが、血液には、有形成分である「血球」と、液体成分である「血漿《けっしょう》」から成り立っています。血球には、赤血球、白血球、血小板の3種類があります。

血液中の酸素を運ぶのが赤血球の役目ですが、本書で主役になるのは、何といっても白血球です。体内に侵入した異物を排除するなど、免疫に関する働きをしてくれるのは、血液中の白血球なのです。

白血球には顆粒《かりゅう》球（好中球など）、樹状細胞、マクロファージ、リンパ球（T細胞、B細胞、NK細胞）などいろいろな種類のものがあり、細胞ごとに役割が分かれています。

自然免疫を担当するおもな免疫細胞は、好中球や樹状細胞、マクロファージといった細胞で、これらを食細胞（細菌などの異物を取り込んで食べる細胞）といいます。

血液の成分

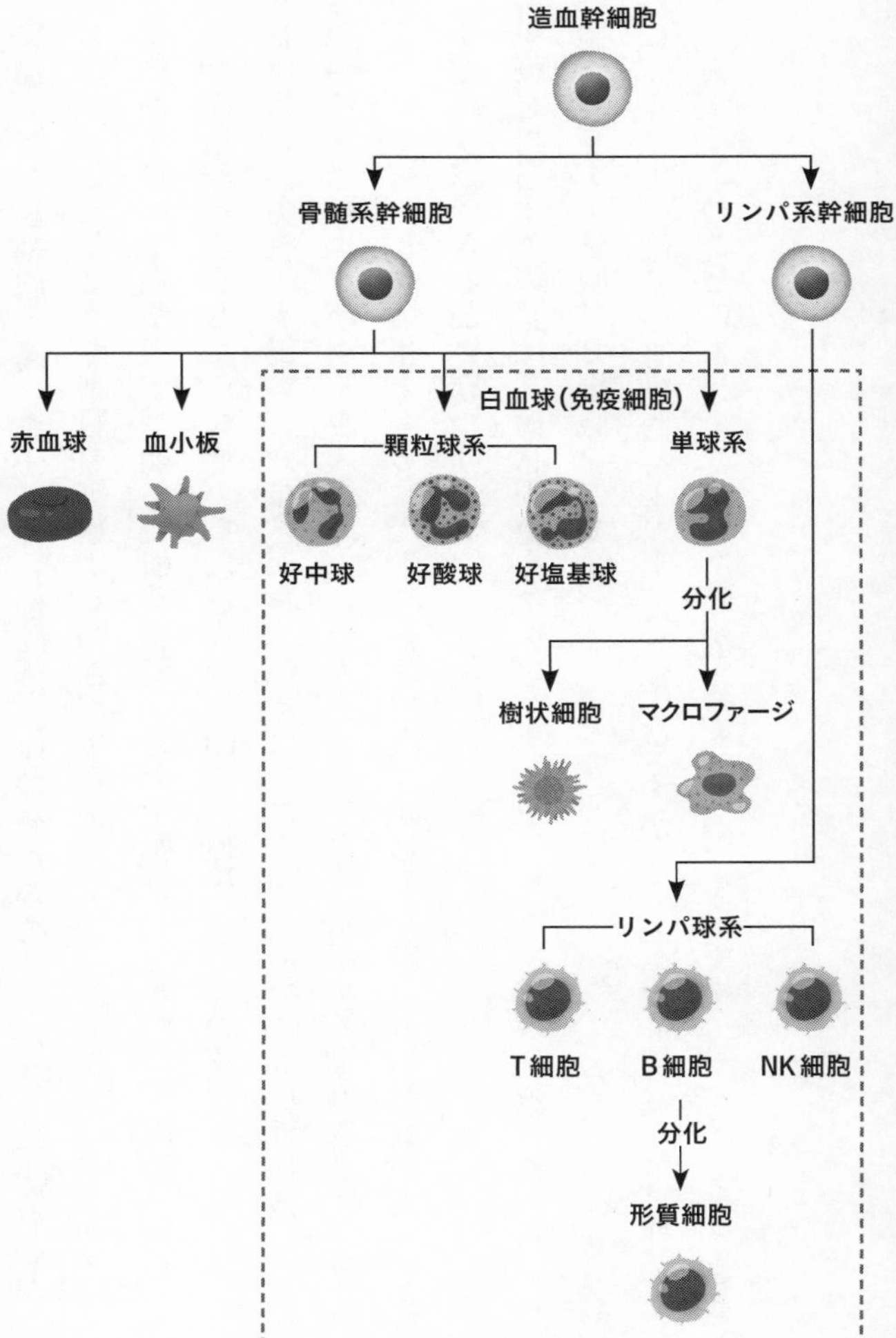
造血幹細胞
骨髄系幹細胞
リンパ系幹細胞
白血球(免疫細胞)
赤血球
血小板
顆粒球系
単球系
好中球
好酸球
好塩基球
分化
樹状細胞
マクロファージ
リンパ球系
T細胞
B細胞
NK細胞
分化
形質細胞

それに加えてＮＫ細胞も働きます。ＮＫ細胞は白血球のなかのリンパ球の一種ですが、ウイルスに感染してしまった細胞を排除する働きがあります。

獲得免疫の主役はＴ細胞です。そして樹状細胞はこのＴ細胞（ヘルパーＴ細胞）に、ウイルスなどの情報提供をしています。これを専門用語で抗原提示といいます。

樹状細胞は自然免疫でも働いていますから、例えば「こういう形でこういう構造をしているものがインフルエンザウイルスだよ」というように、自然免疫が獲得免疫に情報提供しているのです。そして情報をもらったＴ細胞は、次に同じ形や構造をした敵が入ってきたら、すぐに攻撃できるというわけです。

獲得免疫を担当する細胞は、樹状細胞やマクロファージ、リンパ球の一種であるヘルパーＴ細胞、キラーＴ細胞、Ｂ細胞などです。

さらに、キラーＴ細胞やＢ細胞ももちろん攻撃しますが、その一部は攻撃に参加せず、保存されます。このことによって、免疫反応が記憶されていくのです。

免疫細胞の働き

生物の授業のようで少々難しかったでしょうか。

ここで、人体をお城にたとえたとき、それぞれの免疫細胞がどんな働きをしているかを、改めてわかりやすく説明しましょう。

例えば、城内で見回りをしている警察官、トラブルが起こったら対応する部隊など、免疫細胞たちはウイルスや細菌などと戦う役割を持っているのです。

【顆粒球系】

・好中球

体内に侵入した細菌やカビ類を殺菌します。ケガをしたあとの傷口の膿《うみ》や、鼻水の黄色い部分などは、実は細菌などと戦ったあとの好中球の死骸です。

好中球は、威勢のいい戦闘隊員といったところでしょうか。城内ではじまった戦場へいち早く駆けつけ、戦いを挑みます。ただし、好中球の戦う相手は、細菌やカビ、真菌などある程度決まっています。そして一度戦闘モードになると止まりません。弱い相手でも、あるいは戦う相手がいないときでも、活性化されて自分をも攻撃してしまいます。

例えばニキビや吹き出物を繰り返すのは、好中球の暴走が考えられます。好中球が活性化しすぎると、殺さなくてもいい細菌まで攻撃してしまうことがあるからです。

・好塩基球《こうえんききゅう》

顆粒球のなかで一番数が少なく、最近まで機能がはっきりわかっていませんでしたが、花粉症やぜんそく、アトピー性皮膚炎などの慢性アレルギーに関与していることがわかってきました。

城内では、後に説明する好酸球と一緒に、寄生虫に対して戦うための戦闘員です。

・好酸球《こうさんきゅう》

好塩基球とともに、寄生虫が入ってきたら戦う戦闘員です。

【単球系】

・樹状細胞

病原体などを食べ、T細胞にその情報を伝えます。

敵がお城（体）にとって害があるかないかなど、敵の情報を仕入れるために何でも食べ、各部署の担当する細胞へ指令を出す役割があります。

常に見回りをしている警察官、情報収集をしているアンテナ役であり、通常では敵を攻撃したり、殺したりすることはありません。

・マクロファージ

樹状細胞と同じように見回りしながら病原体などを食べるのですが、何でも食べて殺してしまうため、樹状細胞より荒っぽい感じです。

いつも城内を巡回して、変なやつ、怪しいやつがいたら、捕まえて有無を言わせず殺してしまいます。敵が手強い場合は、さらに激しく戦って（炎症を起こして）、壊していきます。壊れたものを処理してくれる掃除屋でもあります。

【リンパ球系】

・T細胞

キラーT細胞とヘルパーT細胞などがあります。樹状細胞からゲットした侵入者の情報をもとに、教えられた敵に対してすぐに反応できるように訓練された、精鋭部隊です。

ヘルパーT細胞はおもに司令塔の役割があります。キラーT細胞は、多くの種類の敵に対して訓練された戦闘員です。

また、そのキラーT細胞が働きすぎて、悪い反応を起こさせないようになだめる役目の制御系T細胞もあります。制御系T細胞が少なすぎると、キラーT細胞の暴走が起こるので、両者のバランスが大切です。

・B細胞

司令塔のヘルパーT細胞からいろいろな情報を得て、抗体をつくる役割があります。司

血液のなかにある白血球の働き

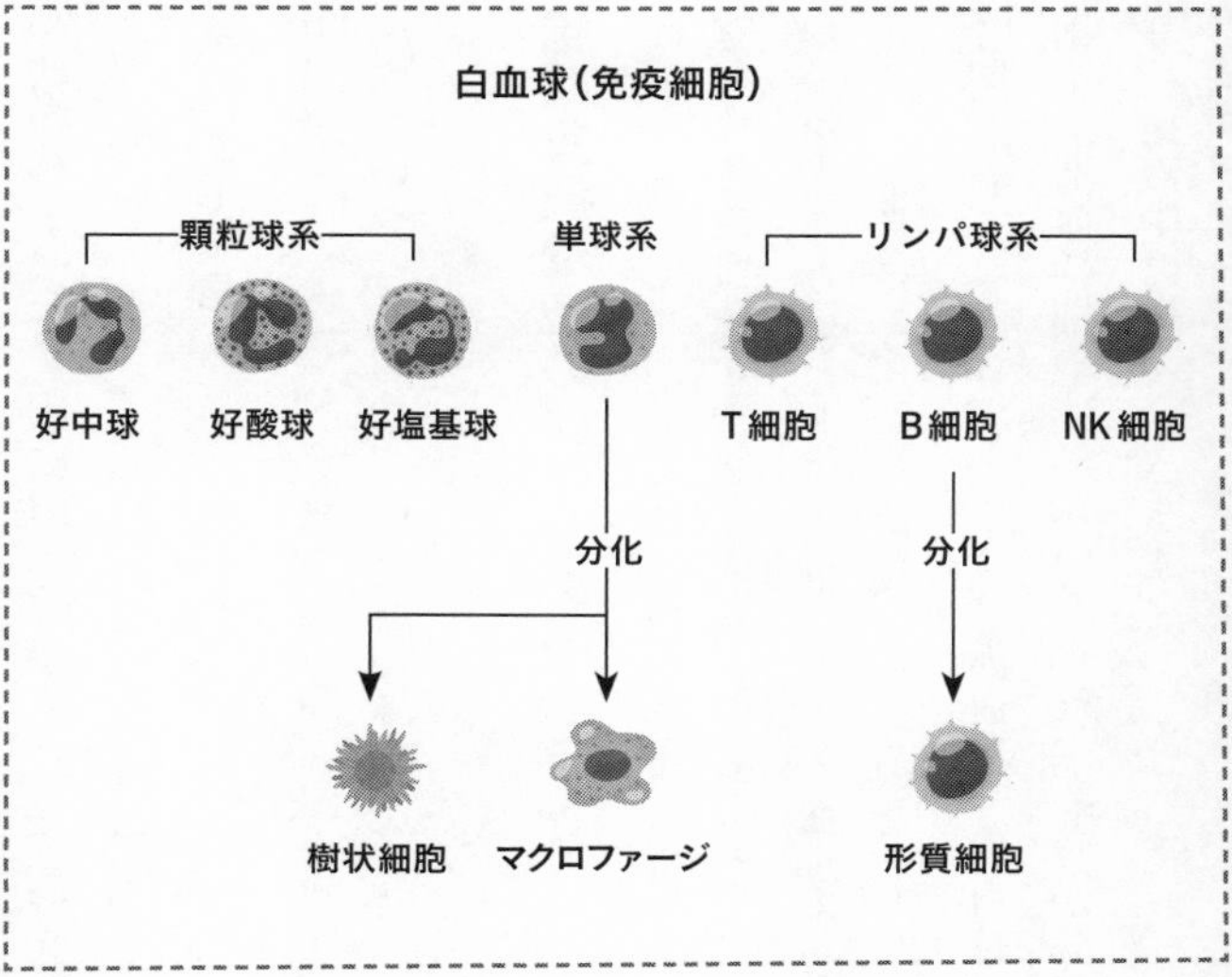

好中球…細菌やカビ類などと戦う

好塩基球…寄生虫と戦う。アレルギーとも関係する

好酸球…好塩基球とともに、寄生虫と戦う

マクロファージ…発見したものは何でも食べて殺す。掃除屋の役割もある

樹状細胞…何でも取り込んで情報をT細胞に伝えるアンテナ役

T細胞…キラーT細胞は多くの敵と戦う戦闘員。ヘルパーT細胞は司令塔。制御系T細胞は、T細胞の暴走を抑える。

B細胞…T細胞から情報を得て、また同じ敵が来たら抗体（武器）をつくる

NK細胞…常に巡回している警備員。ウイルス感染の初期にも活躍

形質細胞…B細胞がバージョンアップしたもの。腸の粘膜で教育されIgA抗体をつくる

令塔からの情報によって、次に同じ敵が来たときの武器（抗体）をつくります。

・NK細胞、NKT細胞

常に体内を巡回し、がん細胞やウイルス感染細胞などへの初期攻撃をします。まさに城内をいつも巡回している警備隊です。

腸は免疫細胞のブートキャンプ!?

免疫細胞となる白血球を含む血液は、「造血」によってつくられます。

造血＝血液を造るというと、どうしても赤血球をつくることを思い浮かべがちですが、「免疫を担当する細胞をつくる」ということも、非常に大きな役目です。

造血は骨髄でおこなわれています。赤血球、白血球、血小板は、すべて骨髄中にある未分化の幹細胞（造血幹細胞）からつくられ、それが分裂したり分化したりして、成熟した血球となり、血液中に出ていきます。

その過程で、一部の血球は腸に行って教育され、キラーT細胞、ヘルパーT細胞など、重要な働きをする免疫細胞になります。

実は免疫の要《かなめ》は、腸にあります。腸には免疫細胞の60～70％が存在しています。なぜなら腸は食べ物だけでなく、ウイルスや細菌などの外敵が常に侵入してくる恐れがある場所だからです。だから最前線で敵を迎え撃つ免疫細胞たちが集結し、待ち構えているというわけです。

それだけではありません。腸のなかには、免疫細胞たちがその戦闘能力を高めるための訓練場まで用意されているのです。その訓練場となるのが、「パイエル板」と呼ばれる組織で、小腸の壁の一部に存在しています。

前に、粘膜に幅広く存在するのがＩｇＡ抗体であると述べました。Ｂ細胞の一種は、ＩｇＡ抗体をつくれる細胞になるべく、ここで訓練、教育を受けます。教育を受けたＢ細胞はやがてＩｇＡ抗体をつくる形質細胞となり、腸管の粘膜でＩｇＡ抗体を分泌させます。この形質細胞は全身の粘膜に派遣され、目や鼻、喉、気管、生殖器などでＩｇＡ抗体を分泌させることによって外敵を侵入させないよう、防衛の最前線で戦うのです。

腸管での訓練がいかに大切か、おわかりいただけたでしょうか。いってみれば、腸は免疫細胞たちが一人前に成長し、各所で戦えるようにするための教育や訓練をおこなう「ブートキャンプ」なのです。

ちなみに、T細胞は胸腺などで特別訓練を受け、キラーT細胞、ヘルパーT細胞、制御系T細胞などに分かれます。

B細胞がIgA抗体をつくる形質細胞に、またT細胞がキラーT細胞、ヘルパーT細胞、制御系T細胞などになるのが、前にも触れた「分化」です。細胞がより特殊な役割を持つ細胞にバージョンアップするのです。ブートキャンプでいうところの「教育」ですね。

この分化の過程では、なんといっても栄養素が欠かせません。ブートキャンプでの教育、訓練において、栄養素（おもにビタミンAとビタミンD）がなければ、免疫細胞は一人前になることはできないのです。

免疫の要は腸内環境にあり！

腸が免疫細胞の教育・訓練をしている場所であるならば、腸内環境が免疫に大きく影響するのは当然のことです。免疫力をアップしたければ、まずは腸内環境を整えることが大切です。

腸内環境が整っていて、腸が健康な状態とは、腸内細菌のバランスがいいこと、そして腸の粘膜がしっかりしていて、防御機構が正しく機能することで、ウイルスや細菌などの敵の侵入を防御できることといえます。

健康な腸の粘膜は、細かい網の目のようになっています。

ここで〝ザル〟を思い浮かべてみてください。健康な腸粘膜は目の細かいザルであるのに対し、機能が低下した超粘膜は網の目が粗いザルのようになってしまいます。これが腸の粘膜が荒れた状態です。

腸は摂取した食べ物を分解し、小さな分子の状態にすることで粘膜から吸収していきます。しかし、このとき十分に分解されていない大きな分子の状態のまま吸収されてしまうと、体が異物と認識し、アレルギー反応を起こしたり、さまざまな不調を招きます。

このような腸のトラブルは、全身の免疫力の低下に直結します。粘膜に広く存在するIgA抗体が十分に分泌されていれば、粘膜のバリア機能が働き、異物（抗原）を撃退できます。ところが粘膜が弱っていると、異物が体に入りやすくなってしまうのです。

こんな食習慣が腸の粘膜を荒らす

食事の内容やとり方は、ダイレクトに腸の粘膜に影響を与えます。腸の粘膜を荒らす（炎症を起こす）食習慣は、大きく分けて2つあります。

1つは「乳製品、小麦製品の摂取」です。

新型コロナウイルス予防にいい食べ物として、テレビなどでヨーグルトが紹介されました。皆さんのなかにも、腸内環境をよくするために乳酸菌の入ったヨーグルトを食べている人もいるのではないでしょうか。

しかし残念ながら、オーソモレキュラー栄養療法では、腸内環境をよくするためにヨーグルトを食べるのはおすすめしていません。乳製品であるヨーグルトは、腸の炎症を引き起こすきっかけをつくる可能性があるためです。同様に、パンやパスタ、ホットケーキなどの小麦製品も、腸の炎症を起こすことがわかっています。

原因は乳製品に含まれるたんぱく質「カゼイン」と、小麦に含まれるたんぱく質「グルテン」にあります。カゼインとグルテンは、そのアミノ酸配列が分解されにくい構造をしているため、もともと腸の粘膜が弱い人や腸内環境が悪い人の場合、うまく吸収できずに腸の粘膜が炎症を引き起こしてしまうのです（腸と乳製品や小麦の関係については拙著『2週間で体が変わるグルテンフリー健康法』で詳しく解説しています）。

もう1つは、「同じ種類のたんぱく質をとり続けること」です。

私はよく、「冷蔵庫にいつもある食材に気をつけてください」といっています。冷蔵庫に入っているものは、連日食べる可能性が高いものだからです。先述のヨーグルトをはじめ、牛乳やチーズなどの乳製品、卵や納豆、豆腐、パンなども連日摂取しがちな食材ではないでしょうか。

卵や納豆は優秀なたんぱく源ではあるのですが、腸は同じ種類の食材、同じ種類のたんぱく質が頻繁に入ってくることに弱いのです。同じ食材を食べ続けることで、その食材のアレルギーになってしまう可能性があります。

コツとしては、週に2~3日は、同種のたんぱく質を食べない日をつくることです。納豆、豆腐などは大豆製品としてひとくくりに、牛乳、チーズ、ヨーグルトなどは乳製品としてひとくくりに考えましょう。

ちなみに肉を毎日食べ続けたとしても、豚肉、牛肉、鶏肉など肉の種類を変えれば同種のたんぱく質とはなりません。魚も同様です。

また、最近注目されているのが「SIBO《シーボ》（小腸細菌異常増殖症）」という病気です。

小腸はもともと細菌が少ないところなのですが、そこに細菌が増殖すると腹部の膨満感や腹痛、下痢、便秘、異常なガスの発生などが起こります。さまざまな原因がありますが、先に述べた乳製品や小麦をよくとることや、同種のたんぱく質をとり続けることのほかに、胃酸の量の低下や、大腸の腸内細菌の増殖などがあります。

小腸のトラブルも全身の免疫力の低下に直結します。「何を食べるか」は、私たちが思っている以上に免疫と深くかかわっているのです。

ビタミンCが免疫細胞の攻撃力を高める！

免疫細胞の攻撃力を高めるためにも、栄養素は欠かせません。

ウイルスや細菌が体内に侵入してきたとき、好中球や樹状細胞、マクロファージ、T細胞などのリンパ球、そしてNK細胞などは、それぞれの役割に応じて感染部位に集結します。感染を防ぐためにはスピードが勝負です。

ここで必要になるのが「ビタミンC」です。ビタミンCが足りないと、免疫細胞たちが感染部位に集結するのが遅れてしまいます。

また自然免疫においては、ビタミンCが好中球、マクロファージ、リンパ球を刺激して、現場に駆けつけるスピードをアップさせるだけでなく、攻撃力を増す働きもあります。例えば、喉や鼻にウイルスがついたら、そこに一気に好中球やマクロファージ、リンパ球が集まって戦い、体内に侵入したり、全身に広まったりするのを防いでくれるのです。

さらに好中球やマクロファージは、積極的に病原菌を自分のなかに取り込んでしまいます。好中球やマクロファージが、自分の細胞膜を犠牲にして、まるで風船のように敵を取り込んで閉じ込めるようなイメージです。この細胞が異物を食べる作業のことを、エンドサイトーシスといいます。

そのとき、取り込んだ風船のなかにさまざまな抗菌たんぱくが分泌されますが、抗菌たんぱくだけでは殺せないため、非常に活性の強いヒドロキシラジカルという強力な活性酸素を出します。ちなみに、活性酸素を出すのには鉄が必要です。

ここで、取り込んだ細菌やウイルスの量にぴったりのヒドロキシラジカルを出せればいいのですが、たいていはうまくいかず、ヒドロキシラジカルを出しすぎてしまいます。

そのつくりすぎたヒドロキシラジカルを消すのも、ビタミンCの役割です。つまり、ビタミンCは免疫の暴走も止めてくれるのです。

冬場の風邪は「日照時間」が関係していた⁉

もう1つ、感染症予防に欠かせない栄養素が「ビタミンD」です。

ビタミンDと免疫力の関係はさまざまなところで語られるようになってきました。

前項で病原菌を殺すために風船のなかに抗菌たんぱくを出すという話をしましたが、抗菌たんぱくを出すために必要なのがビタミンDなのです。

ビタミンDが足りないと、せっかく取り込んだウイルスや細菌を殺しきることができません。ということは、感染が成立してしまうということです。

近年では、冬場に風邪をひくことが多いのは、寒さや乾燥のほかに、ビタミンD不足も一因だといわれるようになりました。ビタミンDは紫外線によって皮膚でつくられます。冬場は日照時間が減るために、ビタミンDの量が減り、風邪をひきやすくなるのです。

実際に海外の報告で、ビタミンDの血中濃度の変化を月ごとに調べたものがあります。

それによると、7、8、9、10月はビタミンDの血中濃度が高く、12、1、2、3月は低かったのです。ビタミンDの血中濃度が低ければ、それだけ抗菌たんぱくもつくられにくくなり、感染症にかかりやすくなるというわけです。

今回の新型コロナウイルスでも、国によって感染率や死亡率が大きく違いましたね。それには日光浴の習慣や、ビタミンDのサプリメントを摂取する習慣がどれくらいあるかが関係しているのだと考える研究者もいます。

ビタミンDは血中濃度で全身のビタミンDの量の過不足がわかる、珍しい栄養素なのですが、先日発表された論文では、新型コロナウイルスが重症化して亡くなっていく人たちは、ビタミンDの血中濃度が低いことがわかったそうです。一方で重症化しない人たちは、ビタミンDの血中濃度が保たれていました。

今後、もっと研究が進めば、ビタミンDの過不足と新型コロナウイルスの関係もさらに明らかになるかもしれません。

インフルエンザを防ぐビタミンDの可能性

インフルエンザとビタミンDの関係を調べた、長期にわたる実験もあります。閉経後のアフリカ系アメリカ人女性208名を対象に、2つのグループに分け、一方はビタミンDの錠剤を毎日800IU（1IU＝0・025マイクログラム）ずつ服用し、もう一方はそっくりな形のプラセボ薬（糖分などでつくられた効き目のない偽薬）を服用しました。

その結果、プラセボのグループは、相変わらず季節性の風邪をひきましたが、ビタミンDを投与したグループは、風邪の諸症状を訴える人が3分の1に減少し、風邪をひいても季節性の変動が見られなくなりました。

2年間の実験のうち、最後の1年間はビタミンDを投与する量を2000IUに増やしたところ、ついには誰1人、風邪の諸症状を訴える人がいなくなったそうです。

これはおそらく、季節を問わず1年中体内で抗菌たんぱくがつくられるようになったからではないかと思われます。

また東京慈恵会医科大学教授・分子疫学研究室室長の浦島充佳《みつよし》氏の研究では、ビタミンDにインフルエンザの予防効果があることが立証されています。

ビタミンDのサプリメントを4カ月内服した小中学生たちは、内服していない小中学生に比べてインフルエンザの発症率が半分程度まで抑えられるという研究結果でした。

ビタミンDは抗ウイルス作用を持つインターフェロンの分泌を促進し、ウイルスの消失率を高めること、抗菌たんぱく（抗菌ペプチド）の分泌を促進し、結核の排菌期間を短縮したことなども発表されました。

なお、ビタミンDを活性化させるためには、鉄も不可欠であることがわかっています。ビタミンDは、活性していない形で血液中に存在しています。それが細胞内に入ると、ビタミンDレセプターという受容体にくっつきます。そしてある反応を受けて、活性型のビタミンDに変わります。その反応にかかわっているのが、チトクローム酵素という鉄を含んだ酵素なのです。

私たちが感染症に感染したとき、獲得免疫を得ることはできるでしょう。しかし、何回感染しても、生まれながらに持つ自然免疫の力を上げることはできません。

自然免疫力を上げるには、ビタミンCやビタミンD、鉄をとるなど、栄養素を味方につけることです。オーソモレキュラー栄養療法がウイルスに強い理由は、そこにあります。

抗菌作用が期待できる話題の栄養素

あらゆる栄養素を使っても、なかなか敵の攻撃を防ぎきれず、つらい症状が出てしまうことがあります。そんなときには、「特殊な武器」として、抗菌作用のあるものを取り入れるのも1つの方法です。いくつか紹介しましょう。

・オリーブ葉エキス（オーレユーロペン）

抗菌作用のある成分として、最近注目を浴びているのがオリーブ葉エキス（オーレユーロペン）です。

地中海沿岸でのオリーブ葉の歴史は古く、オリーブ葉エキスやお茶を風邪や膀胱《ぼうこう》炎、発熱のときなどに使ったり、オリーブの葉を直接発疹《ほっしん》やイボなどに湿布したりしてきました。

1808年、スペインとフランスの戦争のなかで、両国ともに高熱の疫病が流行しました。そのとき、軍医がオリーブ葉エキスを用いることでスペイン兵が改善し、フランス軍に勝利したのです。これを機にフランスで研究がおこなわれるようになり、オリーブ葉の苦味成分に何らかの作用があるとわかりました。

その後の研究で、その有効成分がオリーブ葉に含まれるポリフェノールの一種、オーレユーロペンであることもわかったのです。

オーレユーロペンは、ウイルスを不活化させる作用があります。また、水虫も治すことから、抗真菌作用も強いことがわかっています。

私たちが病院で処方される抗菌薬は、強い薬であるだけに副作用も気になるところです。ところがオーレユーロペンには副作用がなく、人の細胞にはダメージを与えない安全な植物性の抗生物質なのです。ですから、妊娠中の女性や高齢者、子どもにも安心して使用できます。

また、ヨーグルトをつくる過程でオリーブ葉エキスを混ぜた実験では、問題なくヨーグルトが生成されたことから、乳酸菌を殺さない、つまり腸内の善玉菌には影響がない可能性が高いといわれています。

インフルエンザにも効果があることがわかっていて、私のクリニックではインフルエンザの季節になると、オリーブ葉エキスのサプリメントをよく処方しています。

ちなみにハンガリーでは、オリーブ葉エキスは感染症に対する標準的治療として国の健保プログラムのなかに採用されているほど、広く使われているそうです。

・エキナセア

エキナセアも、オリーブ葉エキスと同様、伝統的に風邪やインフルエンザの治療に使用されてきました。抗インフルエンザ薬「タミフル」と同等の効果を有するとした臨床研究結果も発表されています。

北米原産の多年草で、古くからアメリカの先住民が万能薬として用いていました。現在では、ヨーロッパなどでも広く感染症の予防や治療で用いられています。

・オレガノ

イタリア料理などでハーブとして使われているので、知っている人も多いでしょう。オレガノから抽出されたオレガノオイルに強い抗菌、抗ウイルス、抗真菌作用があります。クリニックでもカンジダ（真菌が原因）や、先述したＳＩＢＯなどのお腹のトラブル、過敏性腸症候群などにもサプリメントとして処方することがあります。

・カテキン（緑茶）

経口摂取することで高い効果を期待できるのがカテキンです。緑茶に多く含まれるポリフェノールで、お茶の苦味成分でもあり、抗ウイルス作用や強い抗酸化作用があることがわかっています。

例えば抗菌薬は、細菌の細胞のなかの核まで殺してしまいます。これで殺菌されて一件落着、としたいところですが、生き残った細菌は、「今度はもっと強い子孫を残してやろう」と学習して、耐性菌をつくってしまうのです。

一方でカテキンは、細菌の細胞膜を壊していきます。ですから細菌のほうは、「殺された！」というよりも「死ぬ時期が来たんだな」と察知して、より強い子孫を残さないで穏やかに滅んでいきます。これをアポトーシス（自然死）といいます。

ここでのポイントは、カテキンの摂取によって耐性菌がつくられないということです。ウイルスにも同じように作用します。カテキンは、どの形のウイルスであってもその（突起物などの）特徴を壊して細胞内に入れさせません。ウイルスは細胞内に入ることで増殖しますから、ウイルスは増殖することができなくなり、感染症を発症させない、という特徴があります。

そこで、日本における人口10万人当たりの新型コロナウイルスの患者数と、緑茶の消費量との関係を調べてみました。

２０１８年の緑茶の消費量の第1位は静岡県、第2位は三重県、第3位は鹿児島県でした。そして２０２０年4月17日時点での、人口10万人当たりの新型コロナウイルスの都道府県別の感染数を見ると、静岡県が41位、三重県が37位、鹿児島県が45位と、とても少なかったのです。

とくに静岡県は、初期に患者数が増えた愛知県と患者数が多かった神奈川県に挟まれ、都市人口も多いため、感染リスクが高い県といえます。それでも静岡県の人口10万人当たりの新型コロナウイルスの患者数が、４月の時点で47都道府県中41位であったことは、カテキンが関係している可能性が高いといえるのではないでしょうか。

「うそ笑い」でも免疫力がアップする！

実は栄養以外にも、免疫力をアップさせる方法があります。それは〝笑うこと〟です。免疫細胞の1つ、NK細胞は、常に私たちの体内を巡回する警備隊であることはお話ししました。毎日生じるがん細胞を殺し、ウイルス感染の初期攻撃を担当してくれます。このNK細胞、実は心の状態と大きくかかわっているといいます。ストレスが高いとNK細胞の活性は低下し、笑うとアップするのです。

つまりNK細胞を活性化するには、声を出して笑うのがポイントだということです。

福島県立医科大学医学部疫学講座の大平哲也主任教授が研究した結果があります。いわゆるストレスホルモンといわれるコルチゾールが高値になると、免疫力が落ちることがわかっています。研究によると、笑うことでこのコルチゾール値が下がることが確認されました。被験者に落語や吉本新喜劇などを観てもらった前後でのコルチゾールの値を比較したところ、笑ったあとでコルチゾール値が有意に下がったということです。

大平氏は高齢者を対象に「笑いヨガ教室」という形で、笑いとストレスの研究を進めていますが、この教室でも、コルチゾール値が下がったそうです。

ちなみに笑うときは、心から笑わなくても構いません。うそ笑いでもOKです。感情を動かすというよりも、笑顔をつくるのが顔の体操だと思って試してみてください。面白くなくてもなんとなく口角を上げるだけで、楽しい気持ちになってくるはずです。

家のなかにいてなかなか運動できないとき、免疫力をアップさせたいときは、面白くなくてもとにかく笑ってみましょう。笑うことは、道具もいらず、お金もかからず、体を動かすこともなく、その場で免疫力をアップさせる、もっとも簡単な方法です。

感染症を予防するワクチンのしくみ

ここまで、薬に頼らない方法で免疫力をアップさせる方法についてお話ししてきました。

一方、感染症に効果のある薬にはどんなものがあるのでしょうか。

感染症予防の代表的なものは、インフルエンザの予防接種などでおなじみのワクチンです。ワクチンは前に述べた獲得免疫の働きを利用したもので、いろいろな感染症の原因となるウイルスや細菌の病原性を弱めたり、あるいはそれらの毒素を無毒化したりしてつくります。

ワクチンを接種すると、ウイルスや細菌に対する抗体が体のなかでつくられるため、白血球が「このウイルスは敵だ」と認識します。

そして次の機会に本当に病原性を持つウイルスや細菌に感染したときに、「あのとき情報をもらった、あいつと同じ敵だ！」と認識して集中的に敵を排除しようと働くのです。そして感染や発症を予防したり、重症化を防いだりすることができるというしくみです。

余談ですが、新型コロナウイルスのワクチンは、現在、世界のさまざまな国で開発が進められています。日本では大阪大学などが進めている「ＤＮＡワクチン」が近い将来実用化されるのではないかと期待されています。

DNAワクチンは、ウイルスが持っている遺伝情報をもとにつくられます。つまりDNAワクチンは弱毒化されたウイルスなどではないため、感染の危険性はないのです。ワクチンによって投与されたウイルスの遺伝情報から、ウイルス特有のたんぱく質が体内で次々とつくられるようになります。本来私たちの体にないたんぱく質がつくられるため、それを異物と認識して私たちの体が抗体をつくり、感染予防や重症化を防ぐ作用が得られるようになるわけです。

このワクチンは、安全に早く大量につくることができるというメリットがあるといわれています。1日も早くワクチンが開発されることを願うばかりです。

ワクチンを接種してもインフルエンザにかかる不思議

毎年11月頃になると、インフルエンザワクチンが話題になります。流行が予想されるとワクチンを求めて多くの方がクリニックを訪れ、欠品になることもありました。

毎年インフルエンザは流行しますが、今季は新型コロナウイルスの影響もあってか、例年よりもインフルエンザの患者さんは少なくシーズンを終えました。今季のインフルエンザワクチン接種率についての明確なデータは手元にはありませんが、新型コロナウイルスの影響で外出を控え、手洗い、マスク着用などが徹底されたことがインフルエンザの流行がなかったことに関係しているともいわれています。

ここで、インフルエンザのワクチンは接種すべきなのか、ということについて少し考えてみましょう。

毎年病院の外来では、ワクチンを接種していたにもかかわらずインフルエンザに感染し、治療薬を処方しなくてはならない患者さんがいらっしゃいます。数年前には、ワクチンを接種していたにもかかわらず、老人保健施設内でインフルエンザが流行し、多くの方がお亡くなりになりました。

このインフルエンザワクチンがどのようにつくられるのか、過程を見てみましょう。

まず、国立感染症研究所が、翌年に流行する可能性が高いインフルエンザウイルスの型を予想します。その予想をもとに、厚生労働省がワクチン製造会社へ通達を出します。次のシーズンに流行が予想される数種類のインフルエンザウイルスの型を伝え、ワクチン製造会社は、そのウイルスを弱毒化したものを、鶏卵を使って培養しワクチンを製造します。

この培養で使われる鶏卵は有精卵でなくてはならないため、製造には時間とコストがかかってしまいます。マスコミを通じてインフルエンザが大流行するなどの情報が流されると、ワクチンが長期間にわたり欠品してしまうのはこのためです。

ウイルスには、自らの遺伝情報をＤＮＡで持っている「ＤＮＡウイルス」と、ＲＮＡで持っている「ＲＮＡウイルス」の2種類があります（ＲＮＡはリボ核酸と呼ばれ、ＤＮＡから遺伝情報をコピーする働きをします）。

ＲＮＡウイルスには、増殖するときに自分の遺伝情報を誤ってコピーしやすいという特徴があります。誤った遺伝情報がコピーされて生じたものは「ウイルスが変異した」と表現されます。

そしてインフルエンザウイルスはＲＮＡウイルスであるため、変異しやすいのです。さらに増殖する速度が速いという特徴があり、1個のウイルスが1日で100万個以上になるといわれています。

つまりインフルエンザウイルスは、変異しやすく増殖が速いということになります。例えば鳥から鳥にしか感染しなかったウイルスが豚に感染するようになるのは、ウイルスが変異したために起こります。季節性の風邪の原因になるコロナウイルスもRNAウイルスであり、新型コロナウイルスも変異によって、あるときから人から人へ感染するようになり、さらに変異を繰り返しながら世界中で猛威をふるうことになったのです。

ワクチンをつくるときには、1年以上前に流行するインフルエンザウイルスを予想するとお話ししました。ここで2つの疑問が生まれます。

果たしてRNAウイルスであるインフルエンザウイルスが、変異しないそのままの型で1年以上先に流行するのだろうか?

流行している最中に、インフルエンザウイルスが変異しないのだろうか?

「ワクチンを接種したのに、インフルエンザにかかってしまった」

「治ったと思ったら、またインフルエンザにかかってしまった」

外来で患者さんを診ているとよく経験することですが、このように見てくると、その理由がおわかりいただけたのではないかと思います。

だからといってワクチンがまったく無効であるというわけではありません。流行するウイルスが予想とピッタリ合致し、変異しても抗原性の変化が乏しい場合には、ワクチンによってつくられた抗体が作用して、感染を予防したり症状を軽くしてくれる可能性があるからです。

ちなみに、私自身は20年以上インフルエンザワクチンを接種していません。インフルエンザの流行前には、自分のお城のお堀を深くし、城壁を高くする、つまり「粘膜免疫力」を高めるという対策をしているのです。

薬が厄介なのは「耐性」をつくること

前に、細菌に対して効く薬が抗菌薬（抗生剤、抗生物質）だと述べました。抗菌薬が効かない、または効きにくくなった細菌のことを、薬剤耐性菌といいます。

細菌は核を持っているので、１個が２個、２個が４個と複製していき情報処理していくなかで、「さっき浴びた抗生物質を今度は効かないようにしよう」と、学習して変異していくことができるのです。

これまでなら効くはずの抗菌薬が効かなくなると、感染症の治療が難しくなるだけでなく、手術のときや抗がん剤治療で免疫が低下してしまったときの感染予防など、さまざまな医療が困難になってきます。

繰り返しになりますが、基本的に抗菌薬（抗生剤、抗生物質）はウイルスには効きません。抗菌薬に対して、抗ウイルス剤は非常に少ないのですが、例えば抗インフルエンザ薬のタミフルなどは、そのうちの1つです。

では、核を持たない、生物ではないウイルスに対して、抗ウイルス薬はどのように作用して効くのでしょうか。

少し難しいのですが、抗インフルエンザ薬を例にして説明します。

インフルエンザウイルスが細胞のなかに入り込んできたとき、まずは自分の遺伝子情報（RNA）を放出します。放出されたウイルスのRNAは、細胞の核のなかに取り込まれ、ウイルスの遺伝子がつくられます。こうしてどんどんウイルスが複製されていきます。複製された新しいインフルエンザウイルスは、どんどん細胞の外に出ていきます。

パーキンソン病とA型インフルエンザという、まったく異なる疾患に効く薬として今話題になっているのがアマンタジン（シンメトレル）です。この薬は、感染初期の段階でブロックしてくれる作用があります。どういうことかというと、アマンタジンは、ウイルスが細胞のなかに入り込み、自分の遺伝子情報（RNA）を放出することを阻害してくれるのです。だから初期の段階で阻害できるというわけです。

そして今、新型コロナウイルスの治療薬として話題になっているのがアビガンです。アビガンは、RNAの合成を阻害する薬です。つまり、ウイルス遺伝子がコピーされていくのを阻害してくれるのです。

そして抗インフルエンザ薬としてよく知られているタミフルやイナビル、リレンザなどは、増殖した新しいインフルエンザウイルスが細胞外に出ていくのを阻害します。わかりやすくいうと、最終段階でどうにか食い止める役割、という感じでしょうか。

ここでいえることは、RNA合成後、つまり遺伝子を複製後に作用する薬を服用しても、結局は耐性ウイルスができてしまうということです。

ウイルスが増殖している最中に薬が入ってきても、耐性をつくり、生き延びようとします。しかし、その手前の複製される前の段階に作用する薬なら、耐性ウイルスをつくらないのです。ここでいうアマンタジンやアビガンがそれに当たります。

耐性菌ということを考えると、インフルエンザの治療ではあまりタミフルなどの抗ウイルス剤は使用せず、日頃から免疫力を高める栄養をしっかりとったうえで、かかってしまったらゆっくり休むというのがよいと思います。もちろん、あまりに高い熱が出た場合は、必ず医師の診察を受けるようにしてください。

コラム

基礎疾患のある人、高齢者は、なぜ新型コロナが重症化しやすいのか

新型コロナウイルスは、糖尿病や心血管疾患、呼吸器疾患、人工透析患者や免疫抑制状態の人など、基礎疾患がある方は重症化しやすいといわれています。

なかでも糖尿病については、糖尿病と診断されていても血糖コントロールが良好な場合には重症化のリスクは上がらず、血糖コントロールが悪い場合に重症化しやすいことがわかってきました。

もともと、糖尿病の患者さんは、免疫力が低下して感染症になりやすく、重症化しやすいことはよく知られていました。

糖尿病のように血糖値が高い状態が長く続くと、好中球の貪食《どんしょく》（異物を取り込み処理する）能力が低下し、抗体を介した免疫反応も鈍くなります。つまり糖尿病で血糖コントロールが不良な場合には、自然免疫と獲得免疫の両方の働きが悪くなり、あらゆる感染症に

かかりやすく重症化しやすくなるのです。

だから糖尿病の人の場合、ちょっとした足の傷から感染を起こしてしまい、それがきっかけで足を切断することになってしまうこともあるので、フットケアが大切なのです。

また、高齢者も新型コロナウイルスに感染すると重症化しやすいといわれています。インフルエンザも加齢とともに重症化しやすくなることがわかっており、死亡率で見ると、70歳以上になると全年齢の平均死亡率の約3倍にもなります。

残念ながら、免疫力は加齢とともに低下していきます。そして加齢とともに低下するのは、自然免疫ではなく獲得免疫であることがわかっています。

獲得免疫には抗体が深くかかわることは、すでにお話ししました。つまり加齢とともに抗体が関係する免疫力が低下してくるのです。

ワクチンを接種したときには、弱毒化されたウイルスによって体内で抗体がつくられ、その働きにより感染を予防したり重症化を防いだりしています。しかし加齢とともに抗体をつくる能力が低下したり抗体の作用が弱くなってしまうため、ワクチンの効果も下がってしまいます。だから本来であれば、高齢者は2回ワクチンを接種するほうが望ましいのです。

このような体の変化だけでなく、実は食生活も関係します。

高齢者になると肉を控えることが多くなり、たんぱく質の合成も下がりがち。抗体は免疫グロブリンというたんぱく質なので、体内でたんぱく質の合成が低下しているときには、当然抗体の生産にも影響があります。元気に活躍しているご高齢の方々に肉を多く食べている人が多い理由は、ここにあります。

たんぱく質に加え、脂質も重要です。

自然免疫にしても獲得免疫にしても、免疫の中心は白血球です。その白血球は、おもに骨髄でつくられます。骨髄は白血球をつくるだけでなく、赤血球、血小板などもつくるとても重要な組織で、脂肪に富んでいるという特徴があります。

骨髄には、幹細胞という、いろいろな細胞に変化することができる、まさに根幹となる細胞があります。この幹細胞が、赤血球系、白血球系など、機能が異なる細胞へと分化していきます。

この細胞の分化には、ビタミンA、D、Kなどの栄養素が必要になりますが、これらは脂溶性ビタミンに分類されるもので、脂質をとっていないと貯蔵されないのです。

やせたいから、胃に重たいからと脂肪を控える傾向がありますが、そのような食習慣は免疫にとって大切な脂溶性ビタミン類の摂取も減らすことになり、さらに骨髄の機能にも影響が出てくるかもしれません。

脂質は決して悪者ではありません。栄養療法でも、血液検査で赤血球、白血球、血小板などが少ない女性や高齢者には、積極的に脂肪に富んだ食事をしてもらうように指導しています。

3章

感染症を長引かせない

——重症化、慢性化を防ぐヒント

本当に怖いのは、感染ではなく「炎症」

新型コロナウイルスは、当初、重症化した人が肺炎を起こして亡くなるケースが多く見られました。ところが、最近になって重症化する場合には、肺だけでなく全身に症状が出ることがわかってきました。

その原因が「炎症」です。

自然免疫のしくみのなかで、トル様《よう》受容体という抗原を認識するための受容体がありま す。侵入してきた病原体がウイルスなのか、細菌なのか、真菌なのかを認識するアンテナのようなものです。

この受容体が刺激されると、そこから炎症を起こす準備としてさまざまなサイトカインが出てきます。サイトカインとは、細胞から分泌され、免疫や炎症を調節するたんぱく質で、ほかの細胞に命令を伝えるものです。

新型コロナウイルスが重症化してしまう人は、このサイトカインが必要以上にどんどん分泌されてしまうことによって起こる「サイトカインストーム（サイトカインの嵐）」という免疫の暴走によって、全身に炎症を起こしている状態になっていることがわかりました。

ウイルスの侵入によってサイトカインが分泌されると、免疫細胞が活性化します。ところがサイトカインが過剰に分泌されてしまうことによって、免疫が暴走し、正常な細胞までも攻撃し、傷つけてしまうのです。

サイトカインストームが起こると血管に炎症が起こり、血液が固まってしまう血栓ができやすくなります。また、急性呼吸器不全といって、肺で酸素が吸収できなくなる可能性もあります。

結果として心臓や肝臓、腎臓などさまざまな臓器で正常な細胞が傷つき、全身に炎症が広まってしまい、最悪の場合、多臓器不全の形で亡くなってしまうのです。

新型コロナウイルスは、それ自体の毒性はそれほど強くなく、多くの場合には自然免疫で対応され、症状が出なかったり軽症で治ってしまっていることもわかってきました。そのため、新型コロナウイルスが重症化してしまうのは、自然免疫をかいくぐり獲得免疫で対応しなくてはならなくなったとき、免疫が過剰に反応してしまうためではないかと考えられています。

わかりやすく言い換えれば、新型コロナウイルスそのものが死因になっていることは少なく、新型コロナウイルスによる免疫暴走で炎症が起こることによって、最終的に自分の体を自分で傷つけてしまい、亡くなってしまうということになります。

海外では新型コロナウイルスの重症患者のうち、2～3割に血栓症が見られるという報告もあります。

炎症に効いた！ ビタミンCの大量点滴

最近では、重症化を止めるために、免疫を抑える薬が期待されています。本来、自分の体を守るための免疫を抑えるという、一見すると矛盾するような使われ方です。

その1つがアクテムラ（一般名：トシリズマブ）です。これは、免疫にかかわるサイトカインであるインターロイキン6の活動をブロックする薬です。新型コロナウイルスの重症患者では、とくに分泌が増えているのがインターロイキン6であることがわかってきました。

ちなみに、同じくインターロイキン6が過剰に分泌される病気が、慢性関節リウマチです。実はアクテムラは、もともと自己免疫疾患であるリウマチの治療薬として知られていました。関節が痛くて仕方なかった人が山登りができるようになるくらい、劇的に改善することもあります。アクテムラは、がん治療でサイトカインストームが起きたときにも使われています。

栄養療法では、インターロイキン6が関係している病態の場合、ビタミンCの点滴をして、ビタミンCの血中濃度を上げることがよくあります。

血液中のビタミンC濃度が低いと、血中のインターロイキン6の濃度も高くなることは、以前から知られていました。日本オーソモレキュラー医学会代表理事であり、スピッククリニック名誉院長の柳澤厚《あつお》生医師によると、中国で新型コロナウイルスの治療として重篤な患者に大量のビタミンC点滴をおこなったところ、点滴を受けなかったグループよりも入院期間が短縮されたり、肺の所見に改善傾向が見られたりしたそうです。

中国の上海にある大学病院の救急では、合計50名の患者にビタミンC点滴（中等症患者に10g、重症患者に20g）を、7～10日間おこないました。その結果すべての患者の病状が改善し、死亡者は出ませんでした。またビタミンCの点滴を受けた患者は、受けなかった患者に比べ、入院期間が20～50％短縮したのです。

この結果を受けて、アメリカ、イタリアでも大量のビタミンC点滴をおこなうところも出てきました。ビタミンC点滴がサイトカインストームを抑える可能性があるのではないかと注目を集めています。

また、新型コロナウイルスによる肺炎に対して、ステロイド剤が効果的であると報告されました。

ステロイド剤はアトピー性皮膚炎の塗り薬、ぜんそく、花粉症、リウマチなどで、炎症による症状が強いときに使われます。一般的には、免疫が抑制されてしまうことからあらゆるウイルスや細菌へ感染しやすくなるため、感染症の治療でステロイド剤が使われることはありません。ところが新型コロナウイルスによる肺炎で急速に重症化してしまうときに、ステロイド剤はとても効果があります。このことからも新型コロナウイルス感染症の重症化には、ウイルス自体の毒性よりも、サイトカインストームによって起こる炎症が深く関係していると考えられるようになりました。

このような免疫を抑える薬が新型コロナウイルスにどのような効果があるのか、今まさに研究が進んでいるところです。

サイトカインストームは、全身の血管やあらゆる組織に強いダメージを与えます。新型コロナウイルスに感染してしまった場合、ウイルスが陰性になってもさまざまな後遺症が起こることもわかってきました。私は、この後遺症こそ、サイトカインストームが関与したことによる結果ではないかと疑っています。

感染症を撃退することももちろん大切ですが、いかに炎症を抑えるかということもまた重要なのです。

戦いを終息させる「抗炎症」の重要性

そもそも「炎症」とはなんでしょうか。

転んでひざを擦りむいたときなどに炎症が起きることは想像しやすいと思いますが、このような外傷だけでなく、体内でもさまざまな炎症が起きています。

風邪をひいて喉が痛いときは喉で炎症が起こっています。また、発熱したときも、全身で炎症が起きているわけです。

ウイルスや細菌が体内に侵入しようとしたとき、細胞などの生体内の成分がそれを排除しようと働いた結果が、炎症性の反応です。

炎症によって、体温が上昇します。体温が上昇することで細菌などの増殖が抑えられたり、免疫にかかわる細胞の活性が高まったりする効果があるのです。

例えば、インフルエンザウイルスは40度前後で死ぬことがわかっています。そのため私たちの体は、インフルエンザに感染すると40度くらいまで熱を上げて、早く治そうとしているのです。

よくいわれることですが、このようなときに解熱剤を使って熱を下げてしまうと、かえって症状が長引いてしまうことがあります。

炎症反応は、その感染症を早く治そうとしているからこそ起きています。わかりやすくいえば、炎症した部位はまさに「戦場」です。戦いを終息させるには、やはり戦わないとダメで、その戦いこそが「炎症」なのです。

炎症などはじめから起こらないほうがいいと思うかもしれませんが、すでにそこが戦場である場合、炎症を起こして治していくことも大事ですし、同時に炎症を終息させることも大事になってきます。

炎症は「局所」で抑えるのがポイント

話をインフルエンザに戻します。もしインフルエンザの初期の段階で喉がイガイガしたとしても、〝喉〟という狭い戦場で戦いが終われば発熱せずに治るでしょう。

つまり、炎症は局所で抑え、全身に拡大させないことが重要なのです。

ところが、封じ込めがうまくいかず、戦いが拡大し全身が戦場になってしまうと、体内に炎症が広がっていきます。

その結果、先ほどお話ししたサイトカインストームを起こして重症化してしまったり、最悪の場合は死に至ることがあるのです。


局所で炎症を鎮静化させる働きをしている主役が、エイコサノイドという物質です。

エイコサノイドにはトロンボキサン、ロイコトリエン、プロスタグランジンなどがあります。

トロンボキサンは血小板を集めて血を固め、血栓をつくって炎症を抑えようとする働きがあります。

ロイコトリエンは戦場である炎症部位に、戦闘員である白血球を集める信号を出します。

また、気管支では粘液の分泌を促進する＝お城の堀を深くして水を増やすような働きがあります。

プロスタグランジンは血管の壁に作用して血流をよくし、戦闘員が集まるのをフォローしてくれる働きがあります。

エイコサノイドは血栓をつくって炎症を抑えるなど強力な作用を持っているので、むしろ「局所」のみで作用してくれないと困るものです。もしも全身で作用してしまったら、炎症を起こしていないところまで血栓をつくってしまい、それこそ命にかかわることになってしまいます。

人体のすごいところは、このエイコサノイドがしっかり局所で作用するように厳密にコントロールされていること。エイコサノイドが肝臓や肺に届くと、そこで活性を失い、全身に作用しないようにコントロールされているのです。

重症化、慢性化を防ぐカギは「油」にある！

エイコサノイドは栄養のなかでも「油」が関係しています。

エイコサノイドの材料は、アラキドン酸、ＥＰＡ（エイコサペンタエン酸）、ＤＨＡ

（ドコサヘキサエン酸）などの脂肪酸で、全身の細胞膜に組み込まれています。全身の細胞に存在していますから、全身のどこで炎症が起こってもエイコサノイドがつくられ、戦闘員として駆り出されるようになっているのです。

細胞膜に組み込まれエイコサノイドの材料になる脂肪酸は、必須脂肪酸からつくられます。必須脂肪酸は、私たちが体内で合成することができず、不足すると健康に影響があるもので、リノール酸とα《アルファ》－リノレン酸があります（ＥＰＡも必要量を合成することができないことから必須脂肪酸とされることもあります）。

サラダ油や菜種油などに多く含まれるリノール酸は、体内に吸収されると月見草オイルやボラジオイルなどに多く含まれるγ《ガンマ》－リノレン酸へ変換され、最終的にアラキドン酸になります。これらの一連の代謝経路に含まれる脂肪酸が「オメガ6系脂肪酸」です。

α－リノレン酸は、植物プランクトンや亜麻仁《あまに》油、エゴマ油などに多く含まれ、体内に吸収されると、魚油に多く含まれるＥＰＡやＤＨＡに変換されます。これらの脂肪酸が「オメガ3系脂肪酸」になります。

α－リノレン酸を多く含む海の植物プランクトンを動物プランクトンが食べ、それを小さなエビやオキアミなどが食べ、ＥＰＡなどに変換します。そのためオキアミの油はクリルオイルと呼ばれ、ＥＰＡなどオメガ３系脂肪酸のサプリメントの材料になることもあります。

アジ、サバ、イワシなどはオキアミなどの小さなエビをエサにするため、ＥＰＡが豊富な魚です。それらの魚をエサにするブリやマグロは、さらにＥＰＡなどが豊富になっていくのです。

ちなみにシロクマやアザラシは、これらのＥＰＡが多い魚をエサにしている動物なので、肉のなかに含まれる脂肪にはオメガ３系の必須脂肪酸が多く含まれています。動物性脂肪と聞くと体に悪いイメージがあると思いますが、その動物がどのような脂肪のエサを食べてきたのかが重要なのです。

実際、グリーンランドのイヌイットの方々は、以前はシロクマやアザラシの肉を多く食べていたので血液中にはＥＰＡがとても多く含まれていました。その結果として動脈硬化が少ないだけでなく、アレルギーやがんなども少なかったことが知られています。

炎症は「アクセル」と「ブレーキ」で調節されている

近年、抗炎症の強い味方として注目を集めているのが、オメガ3系脂肪酸です。オメガ3系脂肪酸は、どのように炎症を抑制するのでしょうか。少し難しくなりますが、説明しましょう。

オメガ3系脂肪酸とオメガ6系脂肪酸は、それぞれ組成の異なる2つの脂肪酸のグループです。オメガ3系脂肪酸は炎症を抑制するように働き、オメガ6系脂肪酸は炎症を促進するように働くと一般的には考えられています。

ところが詳しく見ると、オメガ6系脂肪酸の一種であるジホモ–γ–リノレン酸を材料とするエイコサノイドは、炎症を抑制する作用があるのです。ちなみにγ–リノレン酸が含まれている月見草オイルは、古くから生理痛や頭痛を改善する油として利用されてきました。

インターネットなどの情報では、オメガ3系はいい油でオメガ6系はよくない油ととれ

脂肪酸からエイコサノイドがつくられる流れ

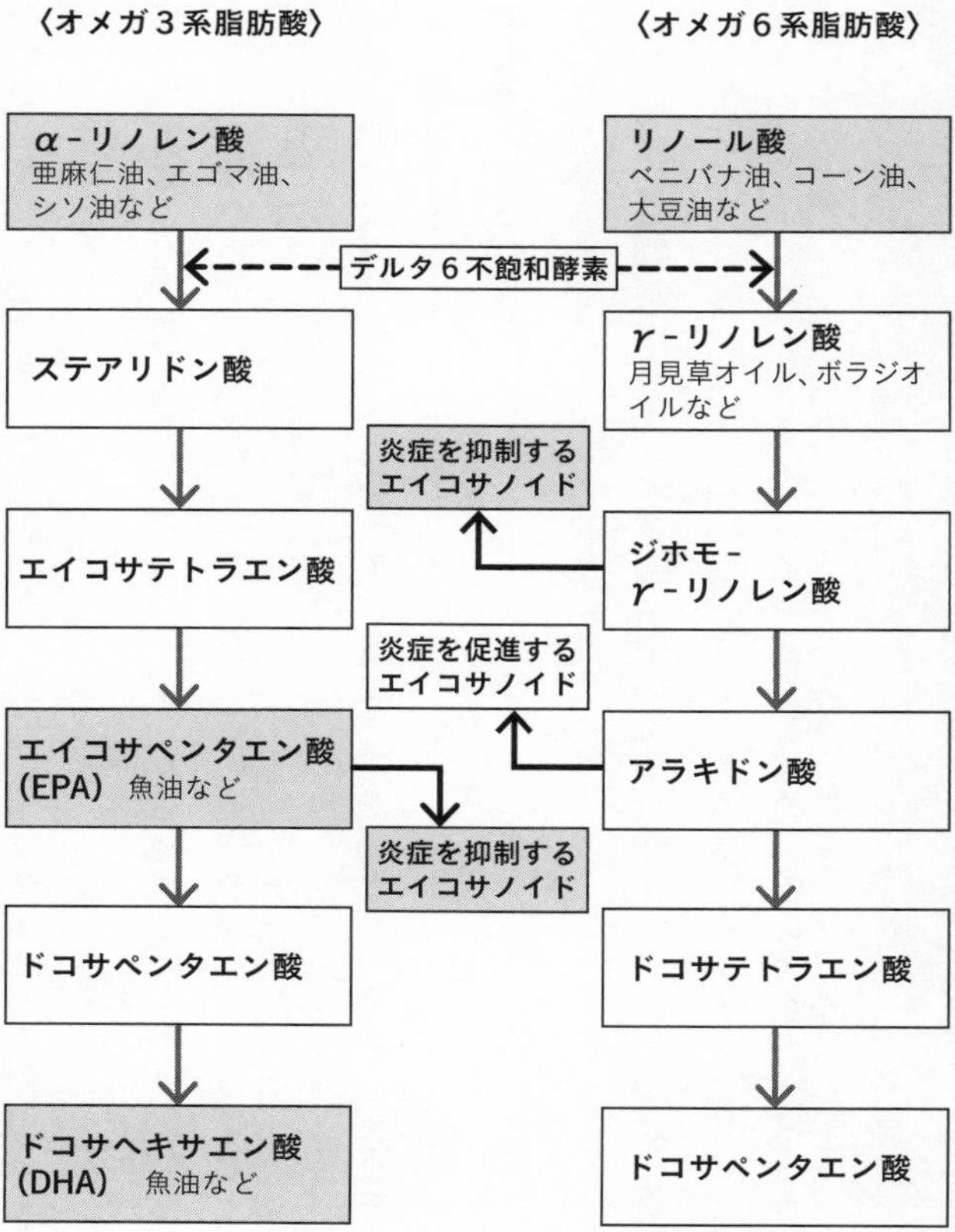

体内の炎症を終息させるには、炎症を抑制するエイコサノイドがつくられるようにすることが大切。
オメガ６系脂肪酸からも炎症を抑制するエイコサノイドがつくられるが、相対的にオメガ３系脂肪酸を増やすことがポイントとなる。

るような情報が多いのですが、この脂肪酸からのエイコサノイドの作用を見なくてはならないのです。

炎症はすべて悪いものだと思われがちですが、実は体にとってなくてはならないものでもあります。なぜなら、炎症が起こったとき、その炎症を促進させることで、早く治すことができるからです。

例えば蚊に刺された箇所が赤く腫れているまさにそのとき、炎症を促進する物質がさかんに出ているということになります。そして、炎症が治まったら、今度は炎症を抑制する、という流れが必要なのです。

これが、私たち人間が持っている自然治癒力です。

ところが、炎症を抑制するオメガ3系由来のエイコサノイドの作用が相対的に弱まると、必要ない状況になっても炎症が長引いてしまい、慢性炎症を引き起こすことになります。

だからこそ、炎症のアクセルとブレーキとなる油のバランスが大切になってくるのです。

とっていいい油、控える油

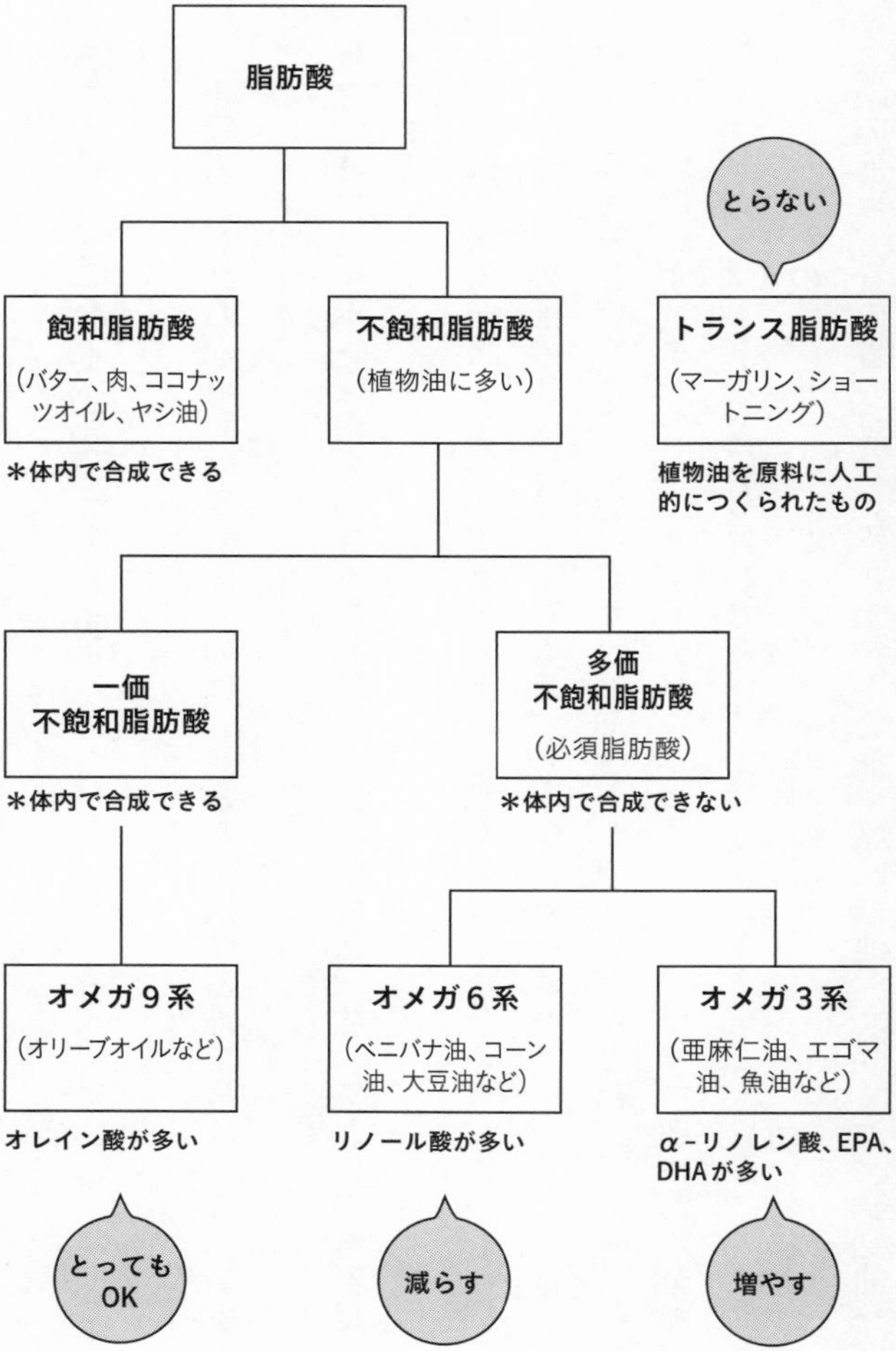

油の〝量〟ではなく〝比率〟が大切

そして、現代人が意識しなければならないのは、炎症を促進する油ではなくて、炎症を抑制する油のほうです。

炎症を促進するアラキドン酸由来のエイコサノイドについては、放っておいても不足することはありません。

なぜなら、これらのもととなるオメガ6系の油を、私たちはかなりの量、摂取しているからです。オメガ6系の油の代表はリノール酸ですが、例えばベニバナ油、コーン油、大豆油などに多く含まれています。いわゆるサラダ油、ドレッシングなどは、このリノール酸が多く使われています。また多くのお菓子やパン、マヨネーズ、カップ麺やお惣菜などの加工食品やファストフードなどにも使われています。

一方で不足しがちなのは、ＥＰＡなどオメガ3系の油のほう。

オメガ3系の油は、背の青い魚などに含まれる魚油や亜麻仁油、エゴマ油、シソ油などに含まれています。この炎症を抑制してくれる油を意識してとらなければなりません。

オメガ3系脂肪酸もオメガ6系脂肪酸も、必須脂肪酸という人体でつくることができない脂肪酸なので、食材から摂取する必要があります。当然のことながら、オメガ3系脂肪酸を多くとったほうがいいのです。

ただし、ただ量をとればいいというわけではありません。大切なのは、油の〝量〟ではなく〝比率〟です。

オメガ3系もオメガ6系も、それぞれ体内に入ると代謝反応を受けて、少しずつ性質を変えながら血液中を流れ、細胞膜に入ります。このとき、どちらの脂肪酸も取り込まれる部位が同じなのです。

つまり、2つの脂肪酸が同じ場所で取り合いをしていることになります。1つは炎症を促進しようと、そしてもう1つは炎症を抑制しようとして、互いにせめぎあっているというわけです。ですから、2つの油のバランス、比率が大切なのです。

その理想的な血液中の比率とはズバリ、1：1。脂肪酸バランスについて何も気にしないでいる場合には、この比率が10：1前後になっています。いかに私たちの普段の食事がオメガ6リッチの脂肪酸バランスになっているかご理解いただけると思います。

感染症を早く終息させるためには、感染の部位で炎症を促進すると同時に、炎症を早期に抑制する。そのためには血液中の脂肪酸は1：1にすることを目標に、食事やサプリメントで調整することがとても大切なのです。

昔の日本人の比率も1：1だったといわれています。おそらく、今よりも魚をよく食べていたからではないでしょうか。オメガ3系：オメガ6系の比率が1：1になると、体内の慢性的な炎症も抑えられ、病気を防ぎ、症状が悪化することも防げる可能性が高くなります。

先ほどお話ししたように、私たち現代人の食生活は、放っておけばオメガ6系の油を多くとることになってしまいます。ですからオメガ3系の油を積極的にとることは大切なのですが、同時にオメガ6系の油の摂取を減らすことも、同じくらいかそれ以上に大切です。

要は、1：1の比率に近づけばいいのですから、とりすぎている油の量を減らせばいいのです。

炎症があるときこそ、油のとり方を意識する

先ほど、これらの油を摂取すると細胞膜に取り込まれるとお話ししました。

例えばオメガ3系のＥＰＡをとったとすると、細胞膜に取り込まれ、そしてエイコサノイドができて炎症を抑えるように働きます。

このような話を聞くとすぐに炎症抑制作用があるように思えますが、食べた油が全身の細胞膜のなかに取り込まれていかなければ、こういった作用は働きません。理論上、２週間くらいＥＰＡをしっかりとらないと炎症を抑える作用は働かないと考えられてきました。ところが、最近になって、炎症が起きている人がＥＰＡやＤＨＡをある程度の量とると、数時間から数日で炎症が抑えられることがわかったのです。

これまで考えられてきたような細胞膜に組み込まれることによる作用では、このようなことは起こり得ません。そこでわかったのが、抗炎症メディエーター（伝達物質）の存在です。

抗炎症性のエイコサノイドによって炎症が抑制されたのではなく、ＥＰＡをとると体のなかですぐにつくられる抗炎症メディエーターによって、炎症が抑えられたことがわかってきました。

簡単にいうとエイコサノイドではない作用で、ＥＰＡやＤＨＡには炎症を抑える作用があるということです。しかも２週間くらいかけて炎症を抑えるのではなく、もっと即効性があります。これらの抗炎症メディエーターは海外ではすでにサプリメントとして利用されはじめています。魚油成分から抽出された抗炎症メディエーターは、医療の分野でも副作用が多い痛み止めやステロイド剤に取って代わって活用されるようになると思います。

日常的にオメガ３系の脂肪酸をとっておくことは非常に重要ですが、炎症が起きているときは意識的にＥＰＡやＤＨＡをとるようにするといいでしょう。

おすすめは「ＥＰＡ、ＤＨＡそのもの」をとること

先ほどからお話ししているように、炎症を抑制するオメガ３系の油には、魚油などに含

まれるEPA、DHAなどのほかに、亜麻仁油やエゴマ油、シソ油などのα-リノレン酸があります。

これらの油ならどれでもいいかというと、そうではありません。もっともおすすめなのは、EPA、DHAを直接とることです。

皆さんのなかには、オメガ3系の脂肪酸の1つであるα-リノレン酸をとるために、亜麻仁油やエゴマ油を食事に取り入れている方がいるかもしれません。

これまでは、α-リノレン酸をとれば、体内で変換されてEPAとなり、さらにEPAからDHAに変換されて、私たちの体のなかで働くと考えられていました。しかし最近の研究で、亜麻仁油やエゴマ油などは、体内でEPA、DHAに変換されにくいことがわかってきたのです。

もちろん亜麻仁油やエゴマ油をとることが無意味なわけではありません。亜麻仁油などのα-リノレン酸には、別の効用もあります。

ただ、炎症を抑制するエイコサノイドをつくる効果を期待するのならば、EPA、DHAをダイレクトにとることがポイントなのです。

弱い敵ほど戦いが長引く「慢性炎症」

体内で起こっている炎症という戦いは、必要な戦いではあるのですが、長引かせないことが重要です。炎症が続けば、それだけ体もダメージを受けるからです。

ところが厄介なことに、弱い敵ほど戦いが長引きやすいのです。

例えば花粉症の人の場合、花粉が出ていない時期でも目や鼻の粘膜が炎症を起こしてグズグズしたりします。これは、炎症が長引いているということです。気管支ぜんそくでも、ちょっとした刺激で発作が起こって治まったあとも気管支が収縮してしまったりするのは、同じように炎症が長引いているからです。

これを「慢性炎症」といいます。炎症が慢性化してしまうと、いつまでも戦い続けることになってしまうのです。炎症という戦いでは、多くの栄養素が消費され、組織はダメージを受け続けることになるのです。

リウマチやアトピー性皮膚炎も慢性炎症といえます。また、カンジダという真菌による感染症も慢性炎症になると大変厄介です。

常在菌であるカンジダはもともと毒性が低く、常在菌としておとなしくしている限りは、人体に害を及ぼしません。感染しやすい部位は口内、食道粘膜、陰部の粘膜などがあり、最初に感染したときの症状は、発疹やかゆみなどさまざまです。しかしそのあともずっと治まらずに居ついてしまった場合、排除することは難しいのです。

同様に、C型肝炎ウイルスや胃のピロリ菌、子宮がんの原因となるＨＰＶ（ヒトパピローマウイルス）なども排除されにくいウイルスや細菌です。

これらのウイルスや細菌に共通している特徴は、毒性が非常に弱いということです。しかし初期感染で炎症が起こったとき排除しないと、そこに居ついてしまいます。弱い敵ほど殺されず、城のなかで潜伏してしまうと言い換えればわかりやすいでしょうか。

そのほかに、毒性はかなり強いけれども排除されなかったときにはひっそりと毒性を弱め潜伏してしまうのが、水ぼうそうのウイルス（水痘帯状疱疹《すいとうたいじょうほうしん》ウイルス）です。子どもの頃に水ぼうそうになって治っても、大人になって免疫力が落ちたときに一気に毒性を高め、帯状疱疹になってしまったりします。あるいは単純ヘルペスの場合は口唇ヘルペスや性器ヘルペスになってしまったりすることがあります。

最近わかってきたのは、慢性炎症は、炎症を促進するエイコサノイドが多いのではなく、炎症を抑えるエイコサノイドが少ないために起こるのではないかということです。

ここでも大切なのはオメガ3系のEPAやDHAをとることです。同時に、サラダ油などに含まれるオメガ6系の油の摂取を減らすことなのです。

活性酸素という「諸刃の剣」

戦場の第一線で使われる武器の代表が「活性酸素」です。

もちろんこれまでお話ししてきた、炎症を促進するほうのエイコサノイドも武器の1つですが、活性酸素の強さにはかないません。

活性酸素については、ご存じの人も多いかもしれません。悪者のように思われることが多いのですが、炎症が起きている戦場においては、活性酸素がないとウイルスや細菌をやっつけることができません。

では、活性酸素はどのようにしてウイルスや細菌と戦うのでしょうか。

まず、体に侵入してきたウイルスや細菌を、免疫細胞の好中球やマクロファージが自分のなかに取り込みます（貪食作用）。食べられたウイルスや細菌は、好中球やマクロファージがつくり出した活性酸素によって死滅します。

問題はここからです。

前にも触れたように、ウイルスや細菌を殺すのにちょうどいい量の活性酸素をつくることはなかなかできません。ほとんどの場合、活性酸素はつくられすぎてしまいます。

そうなると、活性酸素はなかなか消えませんから、そこの部位で慢性炎症が起きてしまったり、あるいは炎症がもっとひどくなってしまったりします。

さらには、体内で酸化ストレスが起きてしまいます。酸化＝サビですから、体中がサビついてしまう状態をつくってしまうのです。

例えばコレステロールが高い人なら、活性酸素が増えることによって、コレステロールが悪玉化した酸化コレステロールになってしまい、動脈硬化につながることもあります。

あるいは、炎症を継続させてアレルギーをつくってしまったり、体中をサビつかせて老化を促進してしまったり、発がんの原因になってしまったりすることもあります。

つまり、活性酸素は、ウイルスや細菌を死滅させる優れた武器であると同時に、別の病気や老化を招いてしまう凶器にもなる、まさに諸刃《もろは》の剣《つるぎ》であるといえます。

最近の研究から、活性酸素をつくるメカニズムで、どうも温度の変化によって活性酸素の生成が調節されているということがわかってきました。

このことからも、やはり熱があるときは、むやみに解熱剤で熱を下げないほうがいいということがわかります。それが、戦いを早く終息させるポイントなのです。

インフルエンザウイルスが高熱で死滅するのも、そのときの熱で活性酸素の量を調節していると考えられます。もちろん、高熱で本当に苦しい場合は除きますが、ただ熱があるからといって、単純に解熱剤で下げてしまうと、かえって炎症を長引かせてしまうかもしれません。

活性酸素の増えすぎを防ぐ抗酸化物質

つくられすぎた活性酸素は、消さなければなりません。活性酸素は、体にとって必要な量までは「善玉」活性酸素ですが、過剰に産生されると「悪玉」活性酸素に変わることは、すでにお話しした通りです。

活性酸素が過剰につくられてしまう理由は、体内に炎症を起こしたとき以外にもたくさんあります。例えば、

・アルコールを摂取したとき
・ストレスが多いとき
・喫煙したとき
・大量の紫外線を浴びたとき
・激しい運動をしたとき

などがあります。

このように見ていくと、体内に炎症を起こしているかどうかにかかわらず、現代人が普通に生活をしているだけで、大量の活性酸素が発生しやすい状況であることがわかるでしょう。

では、活性酸素を過剰に発生させないために、どのようなことに注意したらいいでしょうか。

まずは先ほど挙げたような、活性酸素が過剰になることを控えることが大切です。そのうえで、活性酸素の害を減らす方法を取り入れましょう。

その1つが、活性酸素を分解する酵素がつくられやすくすることです。

活性酸素を分解するおもな酵素は、SOD（スーパーオキサイドディスムターゼ）、カタラーゼ、グルタチオンペルオキシダーゼの3つです。3つとも体内で合成される物質なので、食べ物からとることはできませんが、体内で合成されるための栄養素をとることができます。

SODにはアミノ酸、亜鉛や銅、マンガンなどが必要です。亜鉛はSODの主成分で、細胞の再生を促します。カタラーゼにはアミノ酸や鉄が、グルタチオンペルオキシダーゼにはアミノ酸やセレンなどが必要です。

これらの栄養素を積極的に取り入れることで、過剰につくられた活性酸素を消去し、慢性炎症を防ぐことができます。

もう1つの方法は、食事を通して活性酸素による酸化を防いでくれる「抗酸化物質」を取り入れることです。

例えばカテキン（緑茶などに含まれる）、フラボノイド、カロテノイド、アントシアニン、ビタミンC、ビタミンEなどは代表的な抗酸化物質です。抗酸化作用をアップさせる食材や食べ方については、4章で詳しくお話ししましょう。

コラム

免疫の過剰反応「花粉症」を改善するには

いまや国民病ともいえるほど患者数が増えている花粉症。毎年、春になるとマスク姿の人が街中にあふれます。

症状によっては集中力がなくなり、仕事のパフォーマンスも落ちてしまうため、花粉の舞う季節には、外出を控える人も多くなるようです。ある企業がおこなった調査では、花粉症による社会人の労働力低下による経済的損失は、1日当たり約2215億円と推計されるほどです。

今は副作用の少ない抗アレルギー剤が開発されたこともあり、以前に比べると薬の服用である程度症状が抑えられるようになってきていますが、効果を十分に得ようとすると強い眠気が副作用として出てきたり、ステロイド剤を使わなくてはならないこともあります。

しかし「免疫」という視点で改めて花粉症を見てみると、実はこれまで紹介してきた多くの栄養素が、花粉症対策としても応用できるのです。

本来であれば、花粉は人の体には害のないものです。ところが免疫の暴走ともいえる過剰な反応によって症状が出てしまいます。つまり城壁を越えて場内に入った敵でも味方でもない人に対して、全力で戦っているようなイメージです。

そこで、まず敵なのか味方なのかを正しく判断することが必要です。そのためには、樹状細胞の機能を正常化させなくてはなりません。

これには腸内環境整備が最重要です。小麦製品（グルテン）や乳製品（カゼイン）を控え、ぬか漬けやキムチといったさまざまな発酵食品から乳酸菌をとるようにしましょう。

次はリンパ球、とくにT細胞の教育です。アレルギー反応が起こったときになだめてくれる、制御系T細胞をつくれるようにすることです。T細胞を教育し、バランスを調整しているのもたんぱく質の役割ですが、その調整たんぱくの発現にはビタミンDとビタミンAが深くかかわっています。これらの栄養素を積極的にとるようにしましょう。

花粉症という名称がなかった昭和40年代前半から花粉症に悩み、毎年薬のお世話になっていた私が、花粉知らずの状態まで改善したのは、こうした免疫を調整する栄養素をとってきたおかげだといえます。

4章

こんな習慣が免疫力を高める

——ウイルスに強くなる新常識

免疫力を高める24時間の過ごし方

ここまで、ウイルスを「入れない」「負けない」「長引かせない」しくみをお話ししてきました。

では実際のところどうすればいいのか、何を食べればいいのか、最後の章ではその実践編として、これまで説明してきたことを日常生活で活かす方法を、できるだけ具体的に解説していきます。

これらは私が実際にクリニックで患者さんにお話しししていること、そして私自身も実践していることでもあります。

ウイルスに負けない24時間の過ごし方として、参考にしてみてください。

「朝のウォーキング」のメリット

ビタミンDはこれまで、カルシウムや骨の代謝に不可欠な栄養素として知られてきました。

しかし、ここまで読んでいただければわかるように、近年は、免疫力の向上にも大きくかかわっていることがわかってきました。

日本人は一般的にビタミンDが不足しているといわれています。その理由として、以下のようなものが考えられます。

・欧米に比べてビタミンDの強化食品が少ないこと
・日本人のビタミンD摂取基準値が極めて低いこと
・紫外線を浴びる時間が減少していること

ビタミンDは食べ物から摂取するだけでなく、皮膚でも合成されます。その原料は、皮膚にあるコレステロールです。それが太陽の紫外線を浴びることによって、ビタミンD3に変わります。

近頃は女性はもちろん、子どもたちまでもなるべく紫外線を浴びないようにする傾向があります。紫外線の害を気にしている人は多いかもしれませんが、一切の紫外線をシャットアウトするなど極端に紫外線をカットさせた生活は、ビタミンD不足を招いてしまいます。せめて1日15分くらいは、太陽の光を浴びるようにしましょう。

しっかり睡眠をとったうえで、紫外線が比較的強くない、朝日を浴びながらのウォーキングは、ビタミンDを増やすのに最適です。

朝日がおすすめなのは紫外線の量だけではありません。太陽の角度が低い朝のうちのほうが、頭の上からではなく体全体でしっかり紫外線を浴びることができるからです。短時間であれば、紫外線の害も問題ありません。

朝早起きして犬の散歩をしたり、朝の通勤にひと駅分歩いてみたりするのもいいでしょう。

なお、ビタミンDは、干ししいたけやキクラゲ、紅サケ、ウナギ、アンコウ、イワシ、サンマ、シラスなどにも含まれています。こうした食材をとるのもいいでしょう。

毎食、たんぱく質をとる

たんぱく質は体をつくる土台となる栄養素です。「肉、魚、卵、大豆製品」などのたんぱく質は毎食必ずとるようにしましょう。

前に、私たちの体を形づくっているのはたんぱく質だと述べましたが、脳内神経伝達物質やホルモンといったものも、たんぱく質からつくられます。生きていくためになくてはならない、もっとも大切な栄養素なのです。

たんぱく質は体内で合成できない9つの必須アミノ酸と、11の非必須アミノ酸がさまざまな形で組み合わさって構成されています。例えば、3章で紹介した、過剰につくられた活性酸素を分解する酵素のもととなるのもたんぱく質（アミノ酸）です。

また、侵入してきたウイルスや細菌と戦ってくれる抗体もたんぱく質ですし、1章で紹介した粘膜で戦うIgA抗体をつくるグルタミンは非必須アミノ酸の1つですから、たんぱく質をとればグルタミンもとれるというわけです。

たんぱく質をとることは、ウイルスや細菌に負けない体をつくる基本です。またお城のたとえになりますが、どんなにお堀を深くしたり、戦闘員をたくさん配備したとしても、お城（人体）そのものがもろければ、簡単に崩れてしまいます。

頑丈なお城をつくるためには、たんぱく質が不可欠です。たんぱく質不足の体は、まるで砂の城のようなもの。簡単に敵の侵入を許してしまうことになるでしょう。

たんぱく質は貯蔵することができないので、毎日こまめにとることが必要です。だからこそ、「肉、魚、卵、大豆製品」などのたんぱく質を毎食とってほしいのです。

ただし、毎日同じ種類のたんぱく質をとらないようにしてください。前にも述べたように、たんぱく質はアレルギーの原因となることが多いからです。

同じたんぱく質をとり続けると、遅発型アレルギーといって、アレルギー症状が出るのが遅いタイプのアレルギーになることがあります。そのため、何が抗原（アレルギーの原因）になっているかわかりづらく、気づかないままそのたんぱく質をとり続けてしまうと、症状の悪化につながります。

たんぱく質不足チェックリスト

項目	チェック
肉や卵などはあまり食べない	□
野菜中心、あるいは和食中心である	□
豆腐、納豆などの大豆製品をよく食べる	□
ごはんやパン、麺類などで食事をすませてしまう	□
腕や太ももが細くなった	□
スポーツをする、あるいは肉体労働である	□
成長期、あるいは妊娠中・授乳中である	□

＼2つ以上当てはまる場合、不足している可能性あり。／

遅発型アレルギーは毎日のように食べているもの、アレルギーと知らずに食べ続けていたもの、大好物のものなどが引き起こしているケースが多いため、注意が必要です。

例えばお肉でも、同じ種類のものは3日以上連続して食べないようにしてください。今日は鶏肉、明日は豚肉……と種類を変えていけば問題ありません。

また、とくにアレルギーを引き起こしやすい卵や大豆製品（豆腐や納豆など）に関しては、食べない日をつくるように心がけてください。卵を毎日1個食べ続けるよりは、1日に2個か3個食べても、週に1～2日は食べない日をつくるほうがリスクが少ないといえます。

動物性たんぱく質は、「鉄」もとれて一石二鳥

たんぱく質のなかでも肉や魚などの動物性たんぱく質をとることには、メリットがたくさんあります。

「豆腐などの植物性たんぱく質のほうがヘルシーで体にいい」というイメージを持っている人も多いでしょう。しかし人体に必要なアミノ酸は動物性たんぱく質のほうが多く、体内での働きもいいのです。

そして動物性たんぱく質には、ビタミンやミネラルも豊富です。なかでも特筆すべきは鉄分がとれること。たんぱく質と同時に鉄分がとれる、一石二鳥の食材というわけです。

鉄は、肉などに含まれている動物性の「ヘム鉄」と、ひじきやほうれん草やプルーンなどに含まれている植物性の「非ヘム鉄」に分けられますが、おすすめは断然「ヘム鉄」です。

鉄不足チェックリスト

項目	チェック
立ちくらみ、めまい、耳鳴りがする	□
肩こり、背部痛、関節痛、筋肉痛がある	□
頭痛、頭重になりやすい	□
階段をのぼると疲れる	□
夕方に疲れて横になることがある	□
よくアザができる	□
生理の出血量が多い	□

＼2つ以上当てはまる場合、不足している可能性あり。／

非ヘム鉄は体への吸収率は2～5％とかなり低いのに対し、ヘム鉄は15～25％と、体への吸収率がとてもいいのです。

さらには、非ヘム鉄は食物繊維やお茶に含まれるタンニンと一緒にとると吸収が阻害されるのに対し、ヘム鉄はそういったことがありません。鉄はそもそも体に吸収されにくいという特性を持っています。そのため、量をとることよりも吸収率を考えてとることが重要です。

クリニックに来る患者さんはもちろん、実は日本人の多くが鉄不足です。

「私は貧血ではないから大丈夫」という人もいるかもしれませんが、違います。一般的な血液検査ではヘモグロビン値を基準にしていますが、私のクリニックでおこなう血液検査では、フェリチン値を含む10項目の結果で総合的に鉄の代謝を調べます。

フェリチンとは、いわば貯金している鉄です。鉄は不足しはじめると、この貯蔵している鉄、フェリチンから減っていきます。ヘモグロビンは、よほど鉄不足が進行しない限り減らないのです。

そしてこのフェリチン値、調べてみると低い人が多いのです。私がほとんどの人が鉄不足であるという理由はここにあります。

ただしフェリチン値は個人差がとても大きく、肝臓などに炎症がある場合、貯蔵鉄量を反映せずに高値になってしまいます。鉄の過不足を見極めるには、フェリチン値だけでなく鉄の代謝を総合的に見ることが大切です。

鉄不足になると、免疫機能も低下してしまい、ウイルスや細菌に感染しやすくなります。鉄欠乏貧血になると、粘膜障害が起きることがあり、敵が侵入してきたときに防御できなくなる可能性もあります。また、3章で紹介した活性酸素を消す働きをするカタラーゼをつくるのにも鉄が欠かせません。

ヘム鉄は、赤身の肉や牛・豚・鶏のレバー、赤身のカツオやマグロ、ウナギやアサリ、シジミなどに多く含まれています。生理がある女性はとくに鉄不足になりやすいので、意識的に鉄をとりたいものです。

魚を食べるなら「まるごと食べられる小魚」を

昔に比べて魚を食べる人は少なくなっていますが、免疫力を高め、ウイルスや細菌に強い体をつくるためにも、ぜひ魚を食事に取り入れてください。

「魚は骨があって食べるのが面倒」

「調理法のバリエーションが少ない」

こんな理由から敬遠している人もいるかもしれませんが、心配無用。実は、食べるならシシャモやシラス、煮干しといった「丸ごと食べられる魚」がおすすめなのです。

魚には、ウイルスや細菌に勝つための栄養素が非常に豊富に含まれています。ビタミン

DやビタミンA、そして魚油に多く含まれるオメガ3系の脂肪酸、EPAやDHAまでとることができるのです。ビタミンDは魚の内臓などに多く含まれているため、サンマやイワシなら、内臓まで食べるといいでしょう。

そして小魚なら、内臓が苦手な人でも比較的食べやすいはずです。シシャモやシラス、めざしなどをおかずにしたり、ごはんにちりめんじゃこをのせて食べるのもいいですね。たたみいわしにはビタミンDも豊富に含まれているので、おつまみとして食べるのもおすすめです。

ちなみにEPAやDHAは、魚のなかでもとくにイワシやサンマなどの青魚に豊富に含まれています。青魚を食べるときは、できれば焼き魚などにするよりも生のお刺身で食べるほうが、効率的にEPAやDHAを摂取することができます。

ここぞ！　というときはレバー、ウナギをとる

そのほかにも免疫アップに欠かせない栄養素として挙げられるのが、ビタミンAと亜鉛

です。この2つの栄養素は、セットで考えていただきたいと思います。粘膜を丈夫にするビタミンAと、そのビタミンAを働かせ、粘膜を再生する働きがあるのが亜鉛です。また、亜鉛欠乏といわれる症状の多くは、ビタミンA欠乏症と共通しています。

なかでもレバーは、ビタミンAも亜鉛も豊富に含まれているのでおすすめです。また、動物性たんぱく質でもあるので、吸収率のいいヘム鉄もとれる、〝一石三鳥〟の食材です。ビタミンAの過剰摂取の誤解については、すでにお話しした通り。レバーに含まれるのは、活性化しない貯蔵型のビタミンAですから、妊婦さんもお子さんも高齢者も、ビタミンAの過剰摂取を心配する必要はありません。

ちなみにウナギもビタミンAと亜鉛、ヘム鉄がとれます。そして、粘液には欠かせないムチンも含まれています。高価な食材なので、なかなか日常的に食べられるものではありませんが、ここぞというときには取り入れてみてはいかがでしょうか。

揚げ物、ドレッシングには要注意

炎症を長引かせないためにも、油のとり方には日頃から注意してください。

そのためには、体のなかの脂肪酸のバランスが大事でしたね。オメガ3系とオメガ6系の脂肪酸を理想的な比率にするには、オメガ6系脂肪酸を控え、3系脂肪酸を増やすことです。

おさらいになりますが、オメガ3系の脂肪酸は魚などの油のほか、亜麻仁油、エゴマ油、シソ油などに含まれています。

オメガ6系の脂肪酸は、揚げ物やドレッシングなどに使われるサラダ油（ベニバナ油、コーン油、大豆油などを含む）に多く含まれています。

唐揚げや天ぷら、フライやフライドポテトなどの揚げ物が好きな人は多いでしょう。でも、あえていわせてください。揚げ物はできるだけ避けていただきたい食品なのです。

なぜなら、どんなにいい油でも、時間が経つと「酸化」してしまうからです。酸化した油は、体の酸化も促進してしまいます。

時間が経った油の代表が、揚げ物です。家庭で揚げたてをすぐに食べるのが理想的ですが、スーパーや惣菜屋さんで売っている揚げ物は、時間が経ったものばかりです。まして、揚げてから加工している冷凍食品に至っては、いうまでもありません。

どうしても揚げ物が食べたい人は、食べるときにできるだけいい油で揚げたものを、すぐに食べるようにしてください。

「それならば亜麻仁油など、オメガ3系の油で揚げればいいのでは？」

と思われるかもしれませんが、残念ながらこれらの油は熱に非常に弱いため、加熱調理には向きません。

とはいえ、現実的に揚げ物を一切食べない、酸化した油は一切口にしないことは難しいと思います。揚げ物を食べたときは、このあとで紹介する抗酸化力の高い食品を一緒に食べるというのも1つの方法です。

ちなみにオメガ3系やオメガ6系は不飽和脂肪酸と呼ばれるものですが、それ以外の飽和脂肪酸（バターなどに多く含まれる動物性の油やココナッツオイルなど）は、とっても構いません。

質のいいオリーブオイルを使う

オリーブオイルはオメガ3系でもオメガ6系でもなく、オメガ9系の脂肪酸であるオレイン酸を主成分とした油です。

積極的にとってほしいのはオメガ3系の脂肪酸ですが、オメガ9系の脂肪酸も安心して使える油です。

オメガ3系が加熱調理に向かない分、加熱調理に使う油をオリーブオイルにするのもおすすめです。

抗菌作用があるオリーブ葉に含まれているオーレユーロペン（99ページ参照）は、オリーブオイルの苦味成分です。オリーブオイルなどにも少量ですが含まれているので、わずかですが抗菌作用が期待できるかもしれません。

オリーブオイルをとるなら、ぜひいいオイルを選んでください。具体的には「エクストラバージンオリーブオイル」がいいでしょう。ただし、メーカーによってはわずかにエクストラバージンオリーブオイルをブレンドしてあるだけだったり、その比率が違ったりしますので、しっかり確かめたうえで選ぶようにしてください。

「パンに牛乳」はなるべく控える

パンやパスタ、ピザ、ラーメン、うどんなどの小麦製品には「グルテン」、そして牛乳やヨーグルト、チーズなどの乳製品には「カゼイン」というたんぱく質が含まれています。

グルテンやカゼインは、腸の粘膜を荒らす原因となることがわかっています。

腸は免疫細胞の60～70％が存在している、免疫の要です。その腸の粘膜が荒れてしまうと、ウイルスや細菌などの敵がどんどん侵入してしまうことになります。

パンや牛乳をとることによって、腸の粘膜の最前線で戦う免疫細胞たちの戦闘能力を弱めてしまうといっても過言ではありません。

ちなみにグルテンを含む小麦製品は、先に挙げた食品以外にもたくさんあります。ケー

グルテンを含む食べ物（小麦、大麦、ライ麦など）

パン、パスタ、マカロニ、ピザ、ラーメン、うどん、そうめん、お好み焼き、たこ焼き、チヂミ、天ぷら、唐揚げ、とんかつ、コロッケ、フライ、ギョウザ、シュウマイ、春巻き、中華まん、パンケーキ、ドーナツ、ワッフル、クッキー、シュークリーム、どら焼きなど

ビール、ウイスキー、麦茶などの飲み物、カレーやシチュー、一部のしょうゆや酢などの調味料にも、小麦が含まれていることがある。

カゼインを含む食べ物（さまざまな乳製品）

牛乳、ヨーグルト、チーズ、生クリーム、アイスクリーム

カフェオレやミルクティーも牛乳が含まれているので注意。

キやクッキー、ドーナツやマフィン、パンケーキなどのお菓子、麦茶やビール、お好み焼き、中華まん、ギョウザ、シリアル、カレーのルー、フライや天ぷらの衣などにも含まれています。

新型コロナウイルスで非常事態宣言が出された外出自粛期間中に、各地のスーパーでホットケーキミックスやパスタが売り切れたという話をよく聞きました。

おそらく休校になって家にいるお子さんのためにホットケーキをつくったり、家族が手軽に食べられるパスタを買いだめしたりしていたのでしょう。

でも実は、この食生活こそグルテンだらけ

の腸を荒らす食事です。自粛期間中の食生活によって免疫力が落ちてしまったら、本末転倒です。小麦製品や乳製品は、避けるに越したことはありません。

学校が再開した子どもの場合はとくに、給食では毎日牛乳が出され、パン食も多くなりがちです。しかし、腸が未熟な子どもにとっては、それが負担になってしまうかもしれません。

とくに小麦製品や乳製品をとるとお腹が張る、おならが出る人は、2週間だけ徹底して抜いてみることをおすすめします。これで体の不調がよくなった人がたくさんいます。

マーガリンよりバターがおすすめ

パン食はあまりおすすめしないのですが、アレルギー症状がない人は、たまにはいいでしょう。そのときパンに塗るのは、マーガリンではなくバターにしてください。

バターは乳製品ですが、バターにはカゼインがほとんど含まれていないので大丈夫です。

マーガリンがＮＧなのは、トランス脂肪酸という合成油が含まれているためです。これは絶対に避けるべき油です。

マーガリンは、サラダ油を主成分に工業的につくられている油ですが、その製造過程で、多くの疾患と関係しているとして欧米では厳しく制限されているトランス脂肪酸が含まれるようになります。

これに対して日本では、欧米に比べてトランス脂肪酸の摂取量が少ないため、通常の食生活では影響が小さいということを理由に、いまだに規制する必要がないとされています。ただ、メーカーによっては、自主的にトランス脂肪酸を使わないようにしているところも増えつつあるようです。

トランス脂肪酸は代謝されにくいため、代謝の際にビタミンやミネラルをたくさん消費してしまうデメリットもあります。

トランス脂肪酸はマーガリン以外にもマヨネーズ、ドレッシング、スナック菓子、アイスクリームやポテトチップスなどの加工食品に多く含まれています。食品に「ショートニング」「ファットスプレッド」「加工油脂」などの表示があったら、トランス脂肪酸が入っていると考えられます。食品を買うときは食品表示をチェックして、なるべく避けるようにしてください。

乳酸菌は「ヨーグルト以外」でとる

「腸内細菌を整えるために乳酸菌をとろう」とヨーグルトを食べている人がいたら、ちょっと待ってください。ヨーグルトには、腸内環境をよくする効果はあまり期待できません。ヨーグルトには、腸を荒らす原因となるたんぱく質、カゼインが含まれています。ということは、腸内環境をよくしようとしてヨーグルトを食べて、かえって腸の粘膜を荒らしてしまっている可能性があるということです。

最近はスーパーなどで、乳酸菌やビフィズス菌が豊富にふくまれているプロバイオティクスヨーグルトが売られています。しかし残念ながら、もともと乳たんぱく質に弱く、乳糖不耐症の割合が多い日本人には向いている食品ではないのです。

腸内環境を改善するためにとってほしいのは、ぬか漬けやキムチ、納豆などです。とくに野沢菜や京漬物として有名なすぐき、自家製のぬか漬けには、良質な乳酸菌が豊富に含まれています。日常食として漬物を食べるといいでしょう。

なお、乳酸菌は腸内環境をよくするだけでなく、免疫抗体のＩｇＡ抗体をつくる際にも必要です。乳酸菌によって、ＩｇＡ抗体の分泌が増加することがわかっています。

免疫力を高めるためにも、ぜひ「ヨーグルト以外」の乳酸菌をとるようにしてください。

みそ汁におすすめの具はきのこ、大根、ネギ

朝一杯のみそ汁は、体に染み渡りますね。そもそもみそは大豆発酵食品ですから、腸内環境を整えるのに適しています。良質なたんぱく質（アミノ酸）やミネラルも含んでいます。

みそ汁の具材にはいろいろありますが、免疫力アップに一番おすすめしたいのは、きのこ、大根、ネギ（タマネギ、長ネギなども含む）、ニラなどです。

シメジ、シイタケ、マイタケ、えのきたけ、ナメコなど、きのこ類には食物繊維が豊富に含まれています。食物繊維は有害物質を体外に排出する作用があるので、活性酸素の発

生も少なくしてくれます。

何より、きのこ類にはビタミンDが含まれているので、みそ汁の具に入れるだけでなく、おかずにしたりして積極的にとるといいでしょう。また低カロリーなので、いいことずくめの食材なのです。

大根、ネギ、ニラなどには硫黄が多く含まれています。硫黄はミネラルの1つで、人間には欠かせない成分です。あの、ネギやニラなどの独特の香りと辛味のもとになっています。

1章でもお話しした通り、硫黄は粘液のもととなるムコ多糖類の産生に必要な成分。病原体を体内に侵入させないためにも、毎日取り入れたいものです。

朝はパンとコーヒーという人も多いかもしれませんが、本書で何度も触れているように、パンには腸粘膜を荒らしてしまうグルテンが含まれているため、あまりおすすめしません。

これを機に朝食を和食に変え、漬物と一杯のみそ汁を取り入れてみてはいかがでしょうか。

食後は一杯の緑茶で締める

緑茶の消費量が多い都道府県には、新型コロナウイルスの感染拡大初期、感染者数が少なかったという話をしましたね。

緑茶は感染症対策の強い味方です。

新型コロナウイルスに対して、自然の抗菌作用がある物質で調べた結果、緑茶に含まれるカテキンがダントツに効果が高かったという報告もあります。

また上気道感染に関する、甘味刺激と苦味刺激の関連について調べた研究でも、面白いことがわかっています。本書でも説明してきた抗菌たんぱくは、苦味刺激によってより合成が促され、逆に甘味刺激によって抑制されるのです。

つまり、口のなかに苦味成分があることで、口腔内の抗菌たんぱくが合成されるというわけです。

食後のスイーツを楽しむのもいいですが、いつまでもダラダラ甘いものを口にしたり、間食で甘いものを口に入れ続けていたりすると、抗菌たんぱくの咽頭での合成が抑制され、感染症にかかりやすくなると考えられます。

そこで食後は、苦味で締めるのが正解です。ぜひ、食後に一杯の緑茶を飲む習慣をつけましょう。

緑茶にはビタミンCも豊富に含まれています。美容や健康において、メリットが多い飲み物といえるでしょう。

「おやつにミックスナッツ」の意外な落とし穴

最近では、糖質制限を意識しておやつにナッツをとる人が増えています。

私も小腹がすいたとき、間食をするならナッツをおすすめすることがありますが、1つだけ注意していただきたいのが、「毎日同じ種類のナッツをとり続けない」ということです。

「同じ食材、同じ種類のたんぱく質をとり続けるのはNGといわれたので、ミックスナッツツを食べています」

「ミックスナッツはいろいろな種類のナッツが入っているから問題ないですよね？」

という人もいます。

でも、ミックスナッツでも毎日とれば、同じ種類のナッツをとり続けることになります。

例えば毎日アーモンドやくるみをとり続けることになれば、同じたんぱく質を連日とることになり、その結果アレルギーを引き起こしやすいのです。

もしナッツを食べたいなら、「今日はアーモンドの日」「明日はくるみの日」など分けて食べるといいでしょう。

もちろん、ナッツそのものは良質なたんぱく質であり、オメガ3系脂肪酸も含んでいるので、おやつにはチョコレートやスナック菓子よりも断然ナッツをおすすめします。

粘膜からの侵入を防ぐ！　帰宅後のうがい、手洗い

新型コロナウイルスが流行する前後で、私たちの衛生に関する意識は大きく変わってし

まいました。新しい生活様式などといわれ、ソーシャルディスタンスはもちろん、うがい、手洗い、マスクの着用はもう当たり前になってきています。

これらを徹底することで、ほかの感染症にもかかりにくくなるのは確かです。

改めていうまでもありませんが、手洗いは基本です。アルコール消毒ももちろんいいのですが、まずは家庭や職場で流水と石けんで手を洗う習慣をつけましょう。

手のひらや手の甲だけでなく、指先、爪のあいだも念入りにこすります。指のあいだ、1本1本の指もねじり洗いをしたら、手首も忘れずに洗いましょう。

接触感染が怖いのは、ウイルスがついた手で顔を触ってしまうことです。これまでお話ししてきた通り、ウイルスや細菌は、粘膜から侵入してきます。ウイルスのついた手で、口や鼻、目などを触ってしまうと、その粘膜からウイルスが入ってくる恐れがあるのです。

そこで帰宅したら、まず念入りに手洗い。そして着替えです。その後もう一度手洗いをし、洗顔します。この流れによって着替えによって衣服に付着したウイルスや細菌などの粘膜への侵入を防ぎます。花粉症の方は、花粉の時期もこの流れで屋内での花粉の影響を減らすとよいでしょう。うがいについては、殺菌効果のある緑茶を使ったうがいもおすすめです。

晩酌のアルコールで消耗されてしまう栄養素

自粛生活が続いて、外食や接待が減った分、「家飲み」する人が増えています。ビールなどアルコールの消費量もアップしたそうです。

ストレス解消や息抜きにお酒を飲みたい気持ちはわかりますが、アルコールを飲むと亜鉛が消費されてしまいます。アルコールを分解する酵素に、亜鉛が使われてしまうのです。

そのほかに、薬の摂取でも亜鉛は使われてしまいます。

亜鉛は、粘膜の再生を促す、大切な栄養素でしたね。それにもかかわらず、現代人は圧倒的に亜鉛不足です。理由は、加工食品や精製食品のとりすぎです。

カップラーメンやレトルト食品、冷凍食品、スナック菓子などの加工食品には、ほとんど亜鉛が含まれていません。「カップラーメンを食べるのは昼食だけ」という人でも、週

亜鉛不足チェックリスト

項目	チェック
風邪をひきやすい	□
肌が乾燥しやすい	□
傷や虫刺されの治りが悪い、跡が残りやすい	□
ネックレスなどでよく皮膚炎になる	□
爪に白い斑点がある	□
洗髪時、髪がよく抜ける	□
味覚や嗅覚が鈍くなった	□

＼2つ以上当てはまる場合、不足している可能性あり。／

に何度も食べていたら、亜鉛の摂取量が足りなくなります。

また、ストレスや糖質過多の食生活でも亜鉛は消費されます。ストレスが高い人や、糖質（パンやごはん、麺類、甘いものなど）をたくさんとる食生活を続けていると、亜鉛の尿中排泄量が増えることがわかっています。

亜鉛が多く含まれている食材の代表は牡蠣《かき》ですが、牡蠣をしょっちゅう食べるわけにもいきません。亜鉛は牡蠣のほかにも、赤身の肉やレバーなど、鉄分を含む食材にも多いことがわかっています。加工食品を控える分、普段から鉄分を多く含む食材をとることを心がけるといいでしょう。

抗酸化力を高める旬の食材

活性酸素の暴走を食い止めるためにも、抗酸化力を高める食材を意識してとりましょう。

どんなものが抗酸化力が高いのかというと、基本は旬《しゅん》のもの、新鮮なものです。今は旬のものといってもわからないくらい、スーパーには季節を問わずさまざまな野菜や果物が並んでいますが、野菜や果物、魚には旬があります。手に入る範囲で、旬のものを選び、新鮮なうちに食べるようにしてください。

そのうえで、毎日の食事に抗酸化成分を多く含む食材を選びましょう。

難しいことは置いておいて、ポイントは色の濃い野菜を選ぶこと。

緑黄色野菜なら、トマト、ほうれん草、小松菜、ピーマン、パプリカ、芽キャベツ、ブロッコリーなど。果物ならキウイ、イチゴ、ブルーベリー、ラズベリー、プラム、プルーン、ブドウなどがおすすめです。

また、緑黄色野菜はカロテノイドを多く含みますが、抗酸化力を高めるには、加えてビタミンCとEをとるようにしましょう。

ビタミンAが多い食材はレバー、ウナギ、卵など。ビタミンCはグレープフルーツ、ユズなどの柑橘《かんきつ》類や、アセロラ、緑黄色野菜などに、ビタミンEは大豆、ピーナッツなどに多く含まれます。

さらには、活性酸素を消去する働きがある酵素の活性を上げるのに、ミネラルをとることも重要になってきます。

マンガンや先述した亜鉛、鉄（ヘム鉄）を多く含む食材をとりましょう。マンガンを多く含む食材には青のり、きくらげ、ショウガ、シジミなどがあります。

サプリメントで栄養強化するなら

最後に、食事や生活習慣以外にもうひと押ししたいという人は、サプリメントをとるのがおすすめです。

感染を予防するにはビタミンA、C、D、亜鉛が必要です。

感染初期にはオリーブ葉エキス、エキナセアがいいでしょう。オリーブ葉エキスなどは、「なんとなく調子が悪い」と感じた時点で摂取するととても有効で、わが家でも常備薬にしています。

今まで紹介してきた栄養素のなかでも、食事からとるのが難しい栄養素もあります。とくにビタミンDは、ぜひ食事からもとっていただきたいのですが、現実的に食事のみで十分な量のビタミンDを補うのは難しいものです。

感染症を積極的に予防したいという人は、サプリメントを活用するのも1つの方法です。ビタミンDのサプリメントで補充するときには、血液中の25（OH）ビタミンD_3濃度を測定しながら摂取量を調整するのがおすすめです。もし医療機関で血中濃度をモニターすることが難しい場合には、1日2000IUまでの摂取であれば大丈夫でしょう。

繰り返しになりますが、医療機関から処方されるビタミンD_3製剤は活性化されたものが多く、血中濃度で過不足をモニターすることはできません。さらに血液中のカルシウム濃度が異常に高くなってしまったり、骨以外の軟部組織にカルシウムが沈着するなどの副作用があるため、免疫の改善のためにはおすすめしません。

このところ、海外製品を含めインターネットなどでたくさんの種類のサプリメントが気軽に購入できるようになりました。

ただ、正直なところサプリメントの質は玉石混交です。サプリメントを選ぶ際にはぜひ、信用できるメーカーのものを購入するようにしてください。

コラム

ステイホームで健康になる方法

新型コロナウイルスの感染拡大にともなう緊急事態宣言が解除されたあとも、以前に比較してステイホームの時間が長くなっている方は多いのではないでしょうか？　私も外食の機会がめっきり減ってしまい、家で食事や仕事をする割合が増えました。

ニュースなどでは〝コロナ太り〟とか〝コロナうつ〟など、今までの生活習慣が大きく変化したことによる問題が取り上げられています。そこでステイホーム中、私自身が心がけたことを、いくつかお伝えしたいと思います。

それは、何でも楽しむ努力をすることです。

まず、家でゴロゴロする時間が極端に増えました。今までは夕食後にソファで休む程度でしたが、セミナーもなくなったので休みの日は家でゴロゴロするようになりました。

そこで、ゴロゴロを楽しむために、寝転がりながらできるストレッチをYouTubeで見つけて続けています。その成果で開脚して前屈するとおでこが床につくようになりました。

さらに、テニスボールを腰や肩の下に入れてゴロゴロしていたら、指圧や整体に行かなくても大丈夫になりました。

次に、ガソリンスタンドでお願いしていた洗車を、自分でするようになりました。ホイールの奥までピカピカにするのが楽しくて仕方ありません。車を洗ったあとは汚したくないので、より外出が減り、家でゴロゴロすることが増えています。

さらに何年ぶりかで連続テレビドラマを見るようになりました。次回の展開を予想してワクワクしています。さらにYouTubeで爆笑できる動画をいくつかチャンネル登録しました。声に出して笑う回数は、ステイホームになってからのほうが増えているかもしれません。確実にNK細胞の活性は上がっているはずです。

診察は、がんの患者さんの点滴があるため、緊急事態宣言の期間も、午前中だけ続けていました。ただ、東京都内の感染者数が急増し、その多くが新宿であることも影響しているのか、新宿にある私のクリニックも、コロナ前と比べてのんびりしています。

飲食業の方などは、休業や客数の減少により、大きな影響を受けていることと思います。とても楽しむことなどできない状況の方も大勢いるでしょう。

でも、明けない夜はありません、コロナが去って来るべき夜明けに備え、体を整えておこうではありませんか。

私たちを守っている免疫は、食べるものを変え、生活習慣をちょっと工夫するだけで、強くすることができるのですから。

オーソモレキュラー栄養療法についてのお問い合わせ先

【新宿溝口クリニック】

電話　**03-3350-8988**

ホームページ　**http://www.shinjuku-clinic.jp**

【オーソモレキュラー．ｊｐ】

ホームページ　**http://www.orthomolecular.jp**

青春新書
INTELLIGENCE

こころ涌き立つ「知」の冒険

いまを生きる

"青春新書"は昭和三一年に――若い日に常にあなたの心の友として、その糧となり実になる多様な知恵が、生きる指標として勇気と力になり、すぐに役立つ――をモットーに創刊された。

そして昭和三八年、新しい時代の気運の中で、新書"プレイブックス"にその役目のバトンを渡した。「人生を自由自在に活動《プレイ》する」のキャッチコピーのもと――すべてのうっ積を吹きとばし、自由闊達な活動力を培養し、勇気と自信を生み出す最も楽しいシリーズ――となった。

いまや、私たちはバブル経済崩壊後の混沌とした価値観のただ中にいる。その価値観は常に未曾有の変貌を見せ、社会は少子高齢化し、地球規模の環境問題等は解決の兆しを見せない。私たちはあらゆる不安と懐疑に対峙している。

本シリーズ"青春新書インテリジェンス"はまさに、この時代の欲求によってプレイブックスから分化・刊行された。それは即ち、「心の中に自らの青春の輝きを失わない旺盛な知力、活力への欲求」に他ならない。応えるべきキャッチコピーは「こころ涌き立つ"知"の冒険」である。

予測のつかない時代にあって、一人ひとりの足元を照らし出すシリーズでありたいと願う。青春出版社は本年創業五〇周年を迎えた。これはひとえに長年に亘る多くの読者の熱いご支持の賜物である。社員一同深く感謝し、より一層世の中に希望と勇気の明るい光を放つ書籍を出版すべく、鋭意志すものである。

平成一七年

刊行者　小澤源太郎

著者紹介
溝口　徹〈みぞぐち とおる〉
1964年神奈川県生まれ。福島県立医科大学卒業。横浜市立大学病院、国立循環器病センターを経て、1996年、痛みや内科系疾患を扱う辻堂クリニックを開設。2003年には日本初の栄養療法専門クリニックである新宿溝口クリニックを開設。オーソモレキュラー（分子整合栄養医学）療法に基づくアプローチで、精神疾患のほか多くの疾患の治療にあたるとともに、患者や医師向けの講演会もおこなっている。
著書に『発達障害は食事でよくなる』（小社刊）、『花粉症は１週間で治る！』（さくら舎）、『最強の栄養療法「オーソモレキュラー」入門』（光文社）などがある。

栄養《えいよう》医《い》学界《がくかい》からの最新報告《さいしんほうこく》
ウイルスに強《つよ》くなる「粘膜免疫力《ねんまくめんえきりょく》」　青春新書 INTELLIGENCE

2020年10月15日　第１刷

著　者　溝《みぞ》口《ぐち》　徹《とおる》

発行者　小澤源太郎

責任編集　株式会社プライム涌光
電話　編集部　03(3203)2850

発行所　東京都新宿区若松町12番１号 〒162-0056　株式会社青春出版社
電話　営業部　03(3207)1916　振替番号　00190-7-98602

印刷・中央精版印刷　製本・ナショナル製本

ISBN978-4-413-04604-6
©Toru Mizoguchi 2020 Printed in Japan

本書の内容の一部あるいは全部を無断で複写（コピー）することは著作権法上認められている場合を除き、禁じられています。

万一、落丁、乱丁がありました節は、お取りかえします。

こころ涌き立つ「知」の冒険!

青春新書 INTELLIGENCE

人生は「2周目」からがおもしろい	齋藤 孝	PI·578
発達障害は食事でよくなる 腸から脳を整える最新栄養医学	溝口 徹	PI·579
勝つために9割捨てる仕事術 元日本テレビ敏腕プロデューサーが明かす	村上和彦	PI·580
定点写真でめぐる東京と日本の町並み	二村高史	PI·581
図説 地図とあらすじでわかる! 釈迦の生涯と日本の仏教	瓜生 中［監修］	PI·582
転職の「やってはいけない」 自分を活かす会社の見つけ方、入り方	郡山史郎	PI·583
野球と人生 最後に笑う「努力」の極意	野村克也	PI·584
武道と日本人 世界に広がる身心鍛錬の道	魚住孝至	PI·585
「親の介護・認知症」でやってはいけない相続	税理士法人レガシィ	PI·586
英会話 その〝直訳〟はネイティブを困らせます	デイビッド・セイン	PI·587
中高年がひきこもる理由 臨床から生まれた回復へのプロセス	桝田智彦	PI·588
50代からの人生戦略 いまある武器をどう生かすか	佐藤 優	PI·589
すぐ怠ける脳の動かし方	菅原道仁	PI·590
図解ハンディ版 腸を温める食べ物・食べ方	松生恒夫	PI·591
これ一冊で日常生活まるごとOK! 英会話 ネイティブの1行フレーズ2500	デイビッド・セイン	PI·592
50代から自分を生かす頭のいい副業術	中山マコト	PI·593
大阪の逆襲 万博・IRで見えてくる5年後の日本	石川智久 多賀谷克彦 関西近未来研究会	PI·594
医者も親も気づかない女子の発達障害	岩波 明	PI·595
50代 後悔しない働き方 「勝ち逃げできない世代」の新常識	大塚 寿	PI·596
学校の先生も答えられない「英語のなぜ?」がわかる図鑑	伏木賢一［監修］	PI·597
福沢諭吉と渋沢栄一 学問と実業、対極の二人がリードした新しい日本	城島明彦	PI·598
繰り返す日本史 二千年を貫く五つの法則	河合 敦	PI·599
あなたの職場の繊細くんと残念な上司	渡部 卓	PI·600
何のために本を読むのか	齋藤 孝	PI·601

お願い ページわりの関係からここでは一部の既刊本しか掲載してありません。折り込みの出版案内もご参考にご覧ください。